NOTIONS ÉLÉMENTAIRES

D'ANATOMIE ET DE PHYSIOLOGIE DU CORPS HUMAIN

APPLIQUÉES

A L'ÉTUDE DE LA GYMNASTIQUE

MÊME LIBRAIRIE

Envoi franco au reçu du prix en un mandat ou en timbres-poste.

COURS DE PÉDAGOGIE, à l'usage de l'enseignement primaire, *rédigé conformément au programme officiel*, par P. VINCENT, ancien élève de l'École normale de Poitiers, ancien instituteur public, inspecteur de l'instruction primaire de la Seine, officier de l'instruction publique. 1 vol. in-12, br........................... 2 fr. 75

— Le même, cart........................... 3 fr. 20

Ce livre est le résumé de toutes les idées qui ont paru saines, et le grand mérite de l'auteur est de les avoir réunies en un tout homogène en les rapportant à un principe fixe, la liberté de l'homme. Ces idées, recueillies un peu partout, sont rangées dans l'ordre indiqué par le programme officiel, que l'auteur a scrupuleusement suivi article par article.

Ce premier volume correspond aux deux premières années du cours de Pédagogie des écoles normales primaires. Pour y faire entrer l'histoire de la pédagogie et une suffisante étude de l'administration scolaire, il eût fallu le grossir outre mesure ou restreindre par trop chaque partie du programme.

Le deuxième volume, *Histoire de la Pédagogie et Administration scolaire*, est en préparation.

ZIGZAGS A TRAVERS LES CHOSES USUELLES, livre de lecture courante, à l'usage des classes élémentaires des Lycées et Collèges et de l'enseignement primaire, par G. RENARD, ancien élève de l'École normale supérieure, professeur à l'école Monge, et MARTINE, ancien élève de l'École normale supérieure, professeur agrégé d'histoire au lycée Fontanes et à l'École normale supérieure d'institutrices, contenant de *nombreuses gravures dans le texte*, des *lexiques*, des *questionnaires* et des *exercices*. 1 vol. in-12, cart........ 1 fr. 50

Un livre comme celui-ci ne peut avoir la prétention de tout dire. Il doit laisser une large part à l'initiative du maître et même de l'élève. Il a pour but, en effet, non seulement de donner à l'enfant des notions exactes sur les choses qui l'entourent, mais aussi et surtout de lui *apprendre à apprendre*.

Il contient des modèles de leçons dont l'instituteur pourra s'inspirer; il indique par des exemples comment l'on peut varier les méthodes d'exposition; il dégage de tout ce qui le comporte un enseignement moral, simple, sérieux et indépendant; par des questionnaires, il oblige l'enfant à réfléchir et à observer; il lui fournit enfin, dans un lexique très court, l'explication des mots difficiles qui se rencontrent au cours de l'ouvrage.

SPÉCIMENS DE CHOSES USUELLES pour servir à la formation de musées scolaires. 350 échantillons renfermés dans un meuble élégant, comprenant six divisions : 1° Vêtement; — 2° Éclairage et chauffage; — 3° Alimentation ; — 4° Matériaux de construction ; — 5° Industries métallurgiques; — 6° Industries non métallurgiques. 125 fr.

Ce meuble, fermant à cadenas, forme pupitre pour la leçon et est accompagné d'un guide. Les échantillons sont suffisamment gros pour que les enfants puissent bien reconnaître les substances mises sous leurs yeux et entre leurs mains, et classés dans un ordre qui leur permet d'embrasser d'un coup d'œil les usages et les transformations.

— Chaque groupe, dans une boîte fermant à crochet..... 18 fr.

Emballage et port en sus.

ARDOISES GÉOGRAPHIQUES SUR CARTON

France et Europe politiques, 0m,25 sur 0m,30........... 50 c.

Ardoises factices, noires, réglées, quadrillées, toutes les dimensions.

Cartes et globes, muets et ardoisés. } *Voir le Catalogue.*
Cartes et globes, écrits.

NOTIONS ÉLÉMENTAIRES

D'ANATOMIE ET DE PHYSIOLOGIE DU CORPS HUMAIN

APPLIQUÉES

A L'ÉTUDE DE LA GYMNASTIQUE

A L'USAGE

DES ASPIRANTS ET ASPIRANTES AU CERTIFICAT POUR L'ENSEIGNEMENT
DE LA GYMNASTIQUE ET AU BREVET DE PREMIER ORDRE

PAR

LE Dr GEORGES VAN GELDER

Médecin inspecteur des Écoles de la ville de Paris, Médecin aide-major de l'armée territoriale,
Examinateur d'anatomie au certificat pour l'enseignement de la gymnastique,
Officier d'Académie, etc., etc.

Avec de nombreuses gravures dans le texte

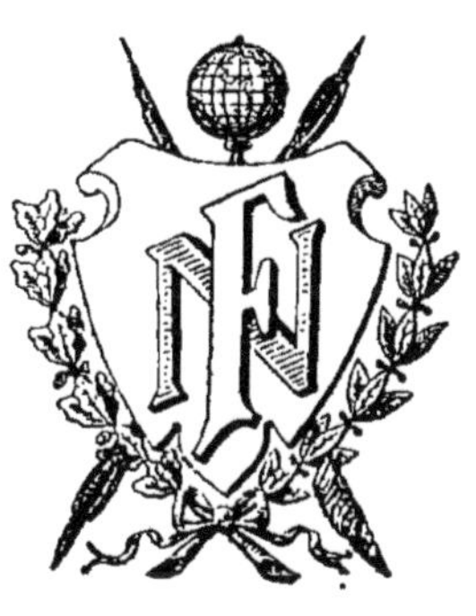

PARIS

LIBRAIRIE CLASSIQUE N. FAUVÉ ET F. NATHAN

18, RUE DE CONDÉ, 18

1882

Tout exemplaire de cet ouvrage non revêtu de notre griffe sera réputé contrefait.

V. Fauré et F. Nathan

A M. FÉLIX HÉMENT

Inspecteur de l'Instruction publique.

MON CHER AMI,

Permettez-moi de vous offrir ce petit livre.

J'ai d'abord à m'acquitter d'une dette envers vous.

N'avons-nous pas souvent causé de la nécessité de faire précéder l'étude de la gymnastique des notions les plus indispensables de l'anatomie du corps humain?

N'est-ce pas aussi à votre longue expérience que j'ai fait appel pour donner à ce travail la mesure et la forme appropriées au but que je me suis proposé?

Cette dédicace vous appartenait d'ailleurs comme à l'un des hommes qui ont le plus fait pour la vulgarisation de l'enseignement scientifique dans notre pays.

Acceptez-la comme un témoignage de notre vieille amitié.

Dr G. VAN GELDER.

Par arrêté du 10 juin 1879, l'*examen du Certificat spécial d'aptitude à l'enseignement de la Gymnastique* comprend des

NOTIONS ÉLÉMENTAIRES D'ANATOMIE

dont ci-dessous le programme :

1° Étude élémentaire du système osseux considéré comme base de l'appareil du mouvement. — Description sommaire du squelette. — Structure et développement des os. — Définition et division des articulations. — Examen raisonné des principales articulations, en spécifiant les mouvements qu'elles tolèrent ou fortifient ;

2° Étude succincte du système musculaire au point de vue de l'action des organes, de la limite de leur puissance et du moyen de les mettre en œuvre pour les améliorer sans les compromettre. — Structure et mode d'insertion des muscles les plus importants. — Effets généraux des mouvements gymnastiques sur les muscles. — Indication des principaux muscles mis en jeu par chacun des exercices gymnastiques préparatoires ou appliqués ;

3° Aperçu de la disposition et du fonctionnement du système nerveux.

4° Description sommaire de l'appareil circulatoire. — Explication simple du phénomène de la circulation ;

5° Description sommaire de l'appareil respiratoire. — Explication simple des fonctions de la respiration. — Leur importance dans les exercices scolaires.

AVANT-PROPOS

De l'année fatale 1870 date, pour notre pays, un vif élan vers les exercices physiques.

Malgré les déclamations intéressées sur la légèreté de notre caractère national, et le défaut d'esprit de suite que nous apportons dans nos entreprises, c'est avec un grand sentiment de joie que je vois chaque jour se multiplier les sociétés de gymnastique et de tir, destinées à former dès l'école chaque Français à son futur métier de soldat.

Dans ces circonstances, je me suis décidé à publier ce petit livre. Il répond à un besoin qui m'a été souvent manifesté par les aspirants et aspirantes au brevet de capacité pour l'enseignement de la gymnastique et au brevet de premier ordre.

J'ose espérer qu'il sera bien accueilli.

Les meilleurs esprits conviennent aujourd'hui que la gymnastique, pour être féconde et profitable, doit être basée sur l'étude rationnelle du corps humain.

Je me suis attaché à ne donner ici que les notions indispensables à tout professeur de gymnastique. Le lecteur pourra, en effet, s'assurer que rien de ce qui s'y trouve n'est en dehors du programme.

Mon travail peut être regardé comme l'introduction naturelle de tous les traités de gymnastique.

Qu'il me soit permis, en terminant, de remercier les hommes compétents qui m'ont encouragé dans mon œuvre ou aidé de leurs avis, et en particulier M. le docteur Dally, dont les travaux estimés sont bien connus de tous, et M. Laisné, si compétent dans les questions de gymnastique pratique. Je suis heureux de leur témoigner ici toute ma reconnaissance.

Dr G. v. G.

1.

OSTÉOLOGIE

Les os sont *les organes passifs du mouvement;* ils ne se meuvent en effet que par l'effet des muscles qui viennent s'y attacher. Nous aurons lieu plus tard de revenir sur ce sujet.

Nous les étudierons au point de vue : A, *de leurs caractères physiques;* B, *de leur composition chimique;* C, *de leur forme;* D, *de leur structure;* E, *de leur développement;* F, *de leur nutrition.*

A. **Caractères physiques.** — Les os sont les parties les plus dures de l'économie, et cette dureté est due à la présence des matières minérales dont ces organes sont particulièrement riches.

Par la même raison, les os sont aussi les plus *denses* des organes. Cette densité est très variable, du reste, lorsqu'on compare les os entre eux.

A mesure que l'homme avance en âge, ses os deviennent plus légers, car il y a usure, pour ainsi dire, du tissu osseux. Les matières minérales augmentent en quantité, l'os devient par conséquent moins élastique et plus fragile, ce qui explique la fréquence des fractures chez les vieillards. Il est bon d'ajouter que la faible vitalité de l'os dans la vieillesse rend la consolidation des fractures très difficiles, de telle sorte qu'une fracture est un accident grave chez le vieillard.

Par la raison contraire, ces accidents sont de peu d'importance chez le tout jeune enfant, la consolidation étant très facile.

Le volume des os est très variable; les anatomistes ont fréquemment voulu établir des comparaisons entre ces organes et les solides géométriques; ces comparaisons n'ont pas toujours été bien heureuses, et nous les éviterons autant que possible dans le courant de ce travail.

B. **Composition chimique.** — Deux parties bien distinctes constituent l'os examiné chimiquement : une partie organique et une partie minérale.

Prenez un os bien nettoyé, plongez-le dans de l'acide chlorhydrique, l'acide dissoudra la partie minérale, l'os gardera sa forme, mais, devenu mou, il sera flexible et élastique : c'est qu'il ne restera plus que la matière organique de l'os, la *gélatine* ou *osséine*.

Si au contraire on soumet l'os à la calcination à vase ouvert, la partie organique est détruite et l'os, tout en gardant sa forme, est devenu poreux et fragile; il n'est plus formé que de matière minérale constituée en majeure partie par du *phosphate* et par du *carbonate de chaux*.

C. **Forme.** — Les os peuvent se diviser en trois groupes, au point de vue de leur forme : 1° *os longs;* 2° *os plats*; 3° *os courts*.

Les os longs (fig. 9) répondent aux caractères suivants : ils sont constitués par un corps ou *diaphyse* et par deux extrémités ou *épiphyses*. A l'état de jeunesse, les épiphyses sont séparées de la diaphyse par un cartilage aux dépens duquel se fait l'allongement, comme nous le verrons plus loin. Les épiphyses ont une forme très variable, mais présentent une foule de saillies plus ou moins considérables sur lesquelles viennent se fixer les tendons des muscles. Souvent aussi on y voit des coulisses dans lesquelles glissent également des tendons.

L'intérieur des os longs est creusé d'une cavité se terminant en haut et en bas sous forme d'un fuseau et contenant la moelle, substance semi-fluide.

Nous verrons plus tard que cette disposition est très favorable au mécanisme des mouvements. Citons parmi les os longs le fémur, l'humérus, etc.

Les *os plats* (fig. 2) présentent deux faces, l'une concave, l'autre convexe. Ces os, dont ceux du crâne sont les meilleurs exemples, sont destinés à limiter des cavités renfermant des organes importants.

Enfin les *os courts* (fig. 4) offrent à considérer généralement six faces et occupent les extrémités des membres. Ce sont aussi des os courts qui forment la colonne vertébrale.

D. **Structure.** — Pour nous rendre compte de la structure des os, examinons d'abord un os long. La diaphyse est constituée par un tissu très dur (*tissu compact*); au contraire, si on examine le tissu des épiphyses, on constate qu'il est formé de mailles communiquant entre elles, d'où le nom de *tissu spongieux* qui a été donné à cette disposition.

Du reste, autour du tissu spongieux des extrémités, se trouve une lame de tissu compact, qui semble protéger l'épiphyse.

Cette lame se continue avec le tissu compact de la diaphyse.

Les os courts sont constitués par du tissu spongieux entre deux lames de tissu compact.

Les os plats sont formés de tissu spongieux entouré par une lamelle de tissu compact.

Les caractères que nous venons d'indiquer doivent être complétés par l'examen d'un fragment de substance osseuse, vu au microscope.

Nous pouvons nous représenter l'os comme formé d'un tissu dur creusé de petits trous, dans lesquels sont logées les cellules osseuses. Ces cellules sont de petits organes présentant des ramifications qui communiquent entre elles (*canalicules osseux*). Dans l'épaisseur de la substance osseuse on voit des canaux plus larges que les canalicules osseux, et qui servent à loger les vaisseaux capillaires des os; à ces conduits, on donne le nom de *canaux de Havers*.

L'os est encore traversé par les canaux nourriciers, mais nous préférons placer cette étude à la fin du chapitre, elle sera beaucoup mieux traitée lorsque nous aurons à parler de la nutrition de l'os.

L'os est enfin recouvert par une membrane spéciale jouant un rôle très important dans sa formation, le *périoste ;*

Le *périoste* est plus ou moins épais ; suivant les régions, il possède des veines et des artères qui jouent un rôle très important dans sa nutrition.

E. **Développement.** — Persuadé du peu d'importance que présentent pour nos lecteurs les diverses théories relatives à ce développement, nous nous contenterons d'indiquer les points suivants :

Les os n'ont pas à l'origine la solidité qu'ils acquièrent par la suite.

Certains, tels que les vertèbres, les côtes, le sternum, etc., sont d'une consistance spéciale, molle ; on les désigne sous le nom de cartilages.

Peu à peu ces cartilages sont envahis par des sels calcaires qui donnent au cartilage la consistance de l'os.

D'autres os, parmi lesquels nous citerons le frontal, l'occipital, seraient formés à l'origine d'un tissu encore plus mou qûe le tissu cartilagineux, le tissu conjonctif qui, peu à peu, deviendrait dur par le dépôt des matières calcaires.

Les os longs ne s'allongent pas par leur corps, mais bien par l'accroissement de la partie cartilagineuse qui sépare le corps de l'os de l'épiphyse.

Si sur un animal on plante deux clous dans le corps de l'os et qu'on laisse l'os grandir, puis qu'on l'examine lorsqu'il s'est allongé, on constate que la distance entre les deux clous, n'a pas varié; tandis que si l'on plante un clou dans l'épiphyse et l'autre dans la partie de la diaphyse qui avoisine l'épiphyse, on constatera, après l'allongement de l'os, que la distance a crû entre les deux clous.

L'os s'accroît donc en longueur aux dépens de la partie cartilagineuse, et dès que cette partie est ossifiée la croissance s'arrête.

Les os longs exigent 20 à 25 ans pour leur complète croissance.

Les organes que nous étudions s'accroissent aussi en diamètre. Flourens a démontré que cet accroissement avait lieu de dehors en dedans, par couches successives.

Le *périoste* joue dans ce phénomène un rôle des plus importants. Il produit par sa face profonde une substance d'un blanc jaunâtre qui se durcit en partie par l'envahissement des sels calcaires.

La substance sécrétée par le périoste forme des couches successives de dehors en dedans, ainsi que Flourens l'a démontré par une expérience restée célèbre.

Il nourrissait des pigeons avec de la graine mélangée de garance, puis avec de la graine seule, puis de nouveau avec un mélange de graines et de garance, et ainsi de suite.

L'os examiné après la mort de l'animal présentait, lorsqu'on le coupait transversalement, des cercles concentriques rouges et blancs, correspondant aux périodes d'alimentation de l'animal. Le périoste jouant un rôle aussi important, on conçoit qu'en respectant le périoste, après avoir enlevé l'os lui-même, on ait pu voir un os de nouvelle formation apparaître. La régénération des os par le périoste est une des belles opérations de la chirurgie moderne.

L'ossification des os longs commence à se montrer dans certains points dits *points d'ossification*. Il y en a un pour le corps et un pour chacune des extrémités.

Les os larges varient beaucoup quant au nombre des points d'ossification.

Les os courts s'ossifient les derniers et par un seul point.

F. **Nutrition.** — Le tissu osseux est très riche en vaisseaux qui viennent lui apporter les éléments de la nutrition.

On trouve dans les os des artères, dont les principales pénètrent par un ou deux trous (*trous nourriciers*) qui, pour les os longs, vont se ramifier dans la moelle.

Deux veines accompagnent généralement ces artères.

Enfin des filets nerveux suivent également ces vaisseaux.

CHAPITRE II

Des articulations en général.

Les os sont réunis entre eux au moyen des *articulations* dont nous allons faire maintenant l'étude.

D'une manière générale, nous pouvons dire que les os s'articulent entre eux : ou de manière à interdire tout mouvement, ou à permettre de faibles mouvements, ou enfin à laisser au mouvement toute liberté de se produire.

Nous pourrions dire que ces trois modes d'articulation ont en gymnastique une importance décroissante, car les articulations fixes et semi-mobiles donnent lieu à des considérations pour ainsi dire nulles, tandis que les articulations mobiles sont au contraire très utiles à connaître.

Les *articulations fixes* se nomment *sutures* ou *synarthroses*.

Les *articulations semi-mobiles*, *symphyses* ou *amphiarthroses*.

Les *articulations mobiles* prennent le nom de *diarthroses*.

Les *sutures* ont pour type l'articulation des os du crâne qui est très solide, surtout à l'âge adulte.

Les *symphyses* sont déjà organisées pour la production de mouvements faibles : telles sont les articulations de la colonne vertébrale (fig. 7).

Enfin les *diarthroses*, qui nous intéressent tout spécialement, permettent des mouvements très étendus et ont été subdivisées elles-mêmes.

Telles sont les articulations de l'épaule (fig. 14), du genou, etc.

Nous décrirons donc surtout les *diarthroses*, après quoi quelques mots suffiront pour les autres modes d'articulation.

Dans les diarthroses, il y a d'abord à considérer les *surfaces articulaires* constituées, lorsqu'il s'agit des os longs par les épiphyses, et lorsqu'il s'agit des os courts par les apophyses ou par les faces. Généralement la partie saillante d'un des os qui s'articule correspond à une partie creuse de l'autre os qui fait partie de l'articulation.

Les surfaces articulaires présentent une couche lisse et polie très élastique qui les recouvre : c'est le *cartilage articulaire* ou *d'encroûtement*, dont la couleur est blanc mat et qui a un mode de nutrition très simple; car, privés de vaisseaux, ces cartilages ne se nourrissent que par simple imbibition des liquides.

Outre son élasticité, le cartilage articulaire est résistant, aussi il joue un grand rôle dans le mécanisme des mouvements en amortissant les chocs que les os peuvent éprouver.

Les diarthroses sont encore remarquables par la présence des *synoviales*, membranes minces qui s'attachent aux limites de l'articulation, et qui produisent un liquide filant et alcalin, la *synovie*. Le rôle de ce liquide est de faciliter les glissements de l'articulation; aussi a-t-on souvent comparé la synovie aux corps gras que l'on introduit dans les machines, afin de faciliter les mouvements et de les rendre moins rudes.

Nous avons décrit, jusqu'à présent, les surfaces d'articulation et les moyens de glissement de ces surfaces. Voyons maintenant comment les parties articulaires sont maintenues en présence.

Plusieurs causes maintiennent rapprochées les parties de l'articulation. D'abord *les ligaments*, véritables attaches situées autour de l'articulation, les uns, afin d'empêcher les os de se séparer; les autres, dans l'articulation même, entre les surfaces des os, sont destinés à résister aux pressions.

Il faut ajouter encore à ces ligaments divers organes qui contribuent à rendre l'articulation solide, tels sont les tendons, les enveloppes de certains muscles.

Malgré ces divers moyens de rapprochement, les surfaces osseuses ne resteraient pas en contact si une force tout extérieure ne venait exercer son action pour les maintenir appliquées. Nous voulons parler de la pression atmosphérique.

Le fait a été démontré sur le cadavre par une expérience due aux frères Weber, et qui consiste à couper toutes les parties molles autour de l'articulation de la hanche; le membre inférieur ne bouge pas. Vient-on à percer d'un petit trou le fond de la cavité de l'os du bassin, immédiatement la tête du fémur quitte cette cavité et le membre inférieur s'abaisse. C'est que l'air extérieur s'est introduit par cette ouverture, et que la pression extérieure équilibrée par cet air ne peut plus maintenir la tête fémorale appliquée dans la cavité de l'os iliaqué.

Si on replace la tête du fémur dans la cavité, on chasse de nouveau l'air de l'articulation; mettant alors le doigt sur le trou fait à la cavité, le membre reste en place pour retomber dès qu'on retire le doigt, c'est-à-dire dès qu'on permet à l'air extérieur de pénétrer de nouveau.

On voit donc que le vide existe dans les articulations, et que la pression atmosphérique joue un rôle considérable dans le rapprochement des pièces articulaires.

Si maintenant nous passons à l'étude des symphyses, nous voyons que les deux os sont réunis par le cartilage. Il n'y a pas de synoviale ou bien cette membrane est à peine développée.

Dans les *sutures*, il y a soudure des os.

CHAPITRE III

Description des os en particulier. — Étude succincte des os de la tête.

Les anatomistes s'accordent pour diviser le squelette en trois parties : 1° *la tête*, 2° *le tronc*, 3° *les membres*, ces derniers subdivisés en *supérieurs* et *inférieurs*.

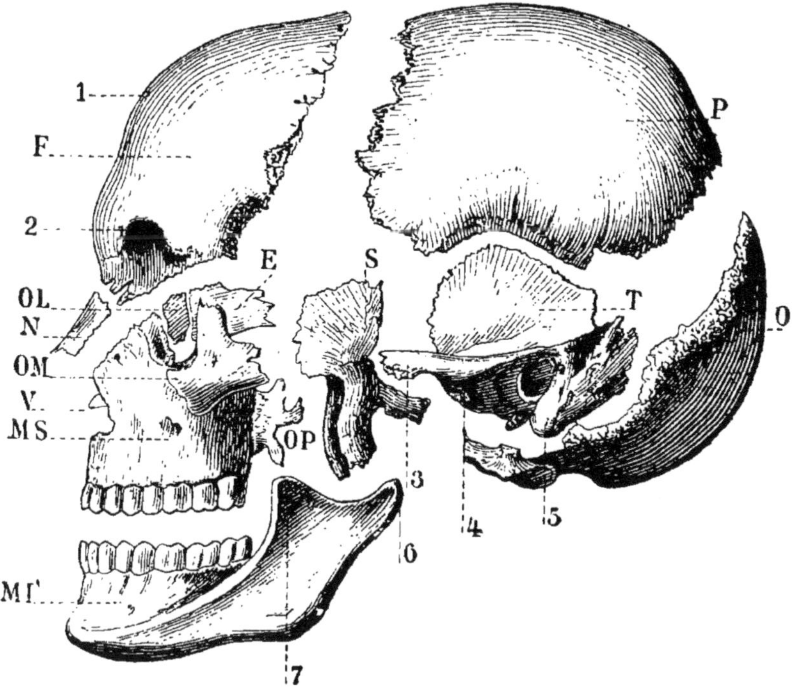

Fig. 2.

F. Frontal. — 1. Bosse frontale. — 2. Arcade sourcilière. — P. Pariétal. — O. Occipital. — T. Temporal. — 3. Apophyse zygomatique. — 4. Cavité glénoïde. — 5. Apophyse mastoïde. — S. Sphénoïde. — E. Ethmoïde. — MI. Maxillaire inférieur. — 6. Condyle. — 7. Apophyse coronoïde. — MS. Maxillaire supérieur. — N. Os nasal. — OP. Os palatin. — OL. Os unguis. — OM. Os malaire. — V. Vomer.

Nous allons suivre cet ordre tout en faisant observer que les os de la tête étant d'un intérêt secondaire en gymnastique, seront l'objet d'une description sommaire.

La tête (fig. 2) se divise en deux régions : 1° *le crâne* ; 2° *la face.*

Le crâne forme les parties latérales, supérieure, postérieure et la portion la plus élevée de la face antérieure de la tête.

Le crâne renferme l'encéphale, partie principale du système nerveux.

La face est placée en avant et en bas, elle est formée d'un nombre d'os assez considérable et loge la plupart des organes des sens.

Le crâne est formé des os suivants:

1° *Le frontal ;*

2° *Les pariétaux ;*

3° *L'occipital ;*

4° *Les temporaux ;*

5° *Le sphénoïde ;*

6° *L'ethmoïde.*

1° **Frontal.** — Cet os unique ou impair a la forme d'une coquille constituée par une portion étendue ou verticale, à laquelle est soudée une seconde portion très peu étendue et horizontale. La première, qui occupe toute la région du front, est nommée *partie frontale* et présente de chaque côté en avant la *bosse frontale ;* en bas, et des deux côtés également, l'arcade sourcilière, saillie oblongue.

En dedans, cette partie frontale reçoit les portions antérieures du cerveau. Sur les côtés elle s'articule avec les pariétaux.

La lame horizontale du frontal que certains anatomistes désignent par l'expression d'*orbito-nasale*, forme des deux côtés la partie supérieure des orbites. Au milieu elle s'articule par une épine avec les os du nez et avec l'ethmoïde.

La lame orbito-nasale s'articule encore en dedans avec la partie montante du maxillaire supérieur, en dehors avec l'os des pommettes. Dans sa portion frontale, cet os présente entre les deux faces de l'os deux cavités, *les sinus frontaux*, tapissés par une muqueuse.

2° **Pariétaux.** — Au nombre de deux, ils forment les deux parties supérieures et latérales du crâne.

Le pariétal s'articule d'abord avec celui du côté opposé; en arrière, avec l'occipital; enfin, par son bord inférieur, avec le temporal et le sphénoïde.

Le pariétal se développe par un seul point d'ossification qui est au centre; par conséquent les angles de l'os s'ossifient en dernier lieu; chez le nouveau-né, ces angles n'étant pas encore ossifiés, on sent très bien à leur niveau, les parties nommées *fontanelles.*

3° **Occipital.** — Os impair formant la partie inférieure et postérieure du crâne. L'occipital rattache la tête à la colonne vertébrale.

Cet os présente une portion écailleuse, un trou qui fait communiquer la cavité du crâne avec celle de la colonne vertébrale (*trou occipital*); enfin, une portion qui s'articule avec le sphénoïde.

La partie écailleuse est en rapport avec certaines portions du cerveau et du cervelet par sa face interne. Sa face externe présente des rugosités assez nombreuses et des lignes très importantes à connaître, car elles donnent attache aux muscles de la nuque.

L'occipital s'articule avec les pariétaux, les temporaux avec le sphénoïde, et enfin il repose sur l'atlas.

4° **Temporaux.** — Au nombre de deux, ces os sont placés sur les parties latérales de la tête.

Le temporal loge le sens de l'ouïe et est formé d'une *portion écailleuse* qui, sur sa face externe, présente une saillie, *l'apophyse zygomatique*, s'articulant avec l'os des pommettes. Au-dessous de la base de cette apophyse se trouve une cavité (*cavité glénoïde*), dans laquelle vient s'articuler la branche montante du maxillaire supérieur, formant *l'articulation temporo-maxillaire*. Plus en arrière, nous trouvons l'entrée du conduit auditif externe.

La seconde partie du temporal est formée par une saillie dure que l'on sent très bien derrière le pavillon de l'oreille : c'est *l'apophyse mastoïde*, très importante par l'insertion du muscle sterno-cleido-mastoïdien.

Enfin à la réunion des deux parties précédentes et au-dessous d'elles, se trouve le rocher qui loge les organes principaux de l'audition.

Le temporal s'articule avec le pariétal, l'occipital, le sphénoïde, l'os malaire et le maxillaire inférieur.

5° **Sphénoïde.** — Cet os a une importance tellement secondaire, relativement au sujet qui nous occupe, que nous nous contenterons de dire qu'il est impair, situé vers le milieu de la base du crâne, d'une forme très irrégulière. Sur lui repose certaines portions de la masse cérébrale.

6° **Ethmoïde.** — Même remarque que pour l'os précédent : l'ethmoïde est impair, situé devant le sphénoïde. C'est par les trous situés dans une portion de cet os que passent les filets des nerfs de l'odorat.

La face présente à considérer les os suivants :

1° *Le maxillaire inférieur* ;

2° *Les maxillaires supérieurs* ;

3° *Les os nasaux* ;

4° *Les os palatins* ;

5° *Les os unguis* ;

6° *Les os malaires ou des pommettes* ;

7° *Le vomer.*

De tous ces os, seul le maxillaire inférieur sera étudié avec quelques détails.

1° **Maxillaire inférieur.** — Cet os impair a la forme d'un fer à cheval ; il forme le squelette de la mâchoire inférieure et se divise en un *corps* et en deux *branches montantes* qui vont s'articuler avec la cavité glénoïde du temporal.

Le corps de l'os présente sur *sa face antérieure* des lignes qui servent à l'insertion du muscle buccinateur. Sur sa *face postérieure*, on trouve de petites éminences, les *apophyses-géni*, sur lesquelles s'insèrent des muscles.

On sait que le *bord supérieur* de cet os est creusé par les alvéoles dans lesquelles pénètrent la racine des dents.

Les branches du maxillaire inférieur se terminent par le condyle, qui s'articule avec la cavité glénoïde et en avant, par *l'apophyse coronoïde* qui donne attache au muscle temporal.

Le maxillaire inférieur ne s'articule qu'avec le temporal.

2° **Maxillaires supérieurs.** — Os pair creusé dans son intérieur pour former le *sinus maxillaire*, qui est tapissé par une muqueuse.

Déjà nous avons signalé une disposition analogue pour l'os frontal.

Ces boursouflures des os de la partie antérieure de la tête

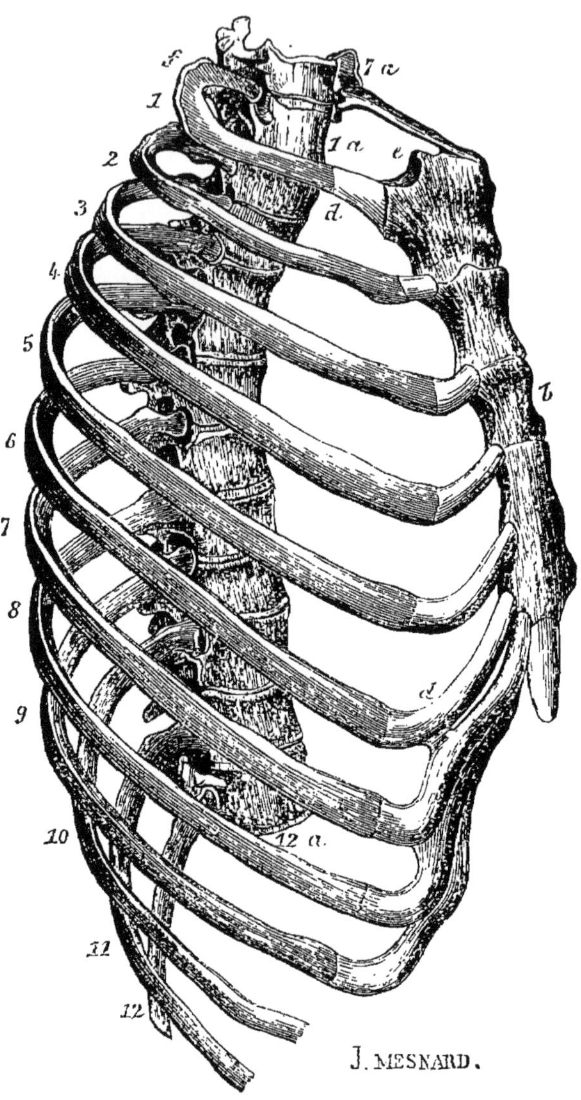

Fig. 3.

1 à 12. Côtes. — *dd*. Cartilages costaux. — *e*. Extrémité supérieure du sternum. — *b*. Face antérieure du sternum. — 1 *a*. Première vertèbre dorsale. — 12 *a*. Douzième vertèbre dorsale. — 7 *a*. Septième vertèbre cervicale. — *f*. Tubérosité de la première côte. — 1 à 7. Vraies côtes, côtes sternales. — 8 à 12. Fausses côtes, côtes asternales. — 11 et 12. Côtes flottantes.

semblent destinées à les rendre plus légers ; nous verrons plus loin pourquoi.

Le maxillaire supérieur présente encore à considérer une branche montante, s'articulant avec les os nasaux, le frontal et le maxillaire, du côté opposé.

Le bord de cet os, en forme de fer à cheval, porte les dents de la mâchoire supérieure.

3° **Os naseaux.** — Forment le squelette de la base du nez.

4° **Os palatins.** — Constituent le squelette du palais.

5° **Os unguis.** — Ils forment la partie située en avant et en dedans de l'orbite.

6° **Os malaires ou des pommettes.** — Formant la région des pommettes, mais contribuant aussi à la formation de l'orbite.

L'os malaire s'articule avec le frontal, le temporal et le maxillaire supérieur.

7° **Vomer.** — Os impair très mince qui constitue la partie postérieure de la cloison des fosses nasales.

CHAPITRE IV

Tronc. — De la colonne vertébrale. — Des côtes. Du sternum.

La réunion de la colonne vertébrale, des côtes et du sternum constitue le *tronc* ou *thorax* (fig. 3).

L'étude de cette partie du corps est d'une importance capitale en gymnastique.

Le thorax contient en effet les organes de la respiration et les principaux organes de la circulation.

COLONNE VERTÉBRALE

Elle est constituée par la réunion d'os nommés vertèbres (fig. 4), qui sont placés les uns au-dessus des autres. La réunion de ces vertèbres constitue un canal (canal vertébral) destiné à loger la moelle épinière.

La première vertèbre supporte la tête. La colonne vertébrale est terminée par deux os, le sacrum et le coccyx, que l'on peut considérer comme formés de vertèbres soudées entre elles.

Une vertèbre est formée des parties suivantes : *un corps* qui est en rapport par sa face supérieure avec le corps de la vertèbre placée au-dessus, et par sa face inférieure avec celui de la vertèbre placée au-dessous. En arrière, et soudé au corps, se trouve l'*arc vertébral*, demi-anneau qui donne passage à la moelle épinière et qui peut être considéré comme formé de *deux lames*.

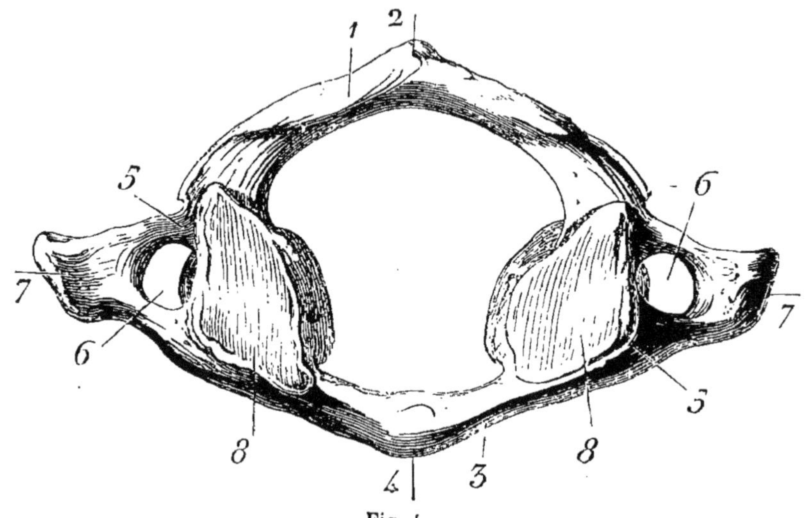

Fig. 4.

1. Arc postérieur. — 2. Tubercule postérieur. — 3. Arc antérieur. — 4. Tubercule antérieur. — 5, 5. Masses latérales. — 6, 6. Trous percés dans la base des apophyses transverses. — 7, 7. Apophyses transverses. — 8, 8. Apophyses articulaires supérieures.

L'arc vertébral donne naissance à sept prolongements ou apophyses.

Une apophyse qui est en arrière (*apophyse épineuse*), deux sur les côtés (*apophyses transverses*), deux qui vont en s'élevant (*apophyses articulaires supérieures*), et deux en s'abaissant (*apophyses articulaires inférieures*).

Comme leur nom l'indique, les apophyses articulaires servent à réunir les vertèbres entre elles; les supérieures réunissent la vertèbre avec celle qui est au-dessus, les inférieures avec celle qui est au-dessous.

Les échancrures, que l'on observe sur l'arc vertébral, forment avec les échancrures des vertèbres contiguës de véritables trous (*trous de conjugaison*), qui donnent passage aux nerfs partant de la moelle épinière.

DIVERSES RÉGIONS DE LA COLONNE VERTÉBRALE.

La colonne vertébrale se divise en trois régions, savoir : 1° *la région cervicale ou du cou ;* 2° *la région dorsale ou du dos;* 3° *la région lombaire ou des reins.*

La première comprend 7 vertèbres, la seconde 12 et la troisième 5.

Ces vertèbres ont des caractères différentiels sur lesquels nous n'insisterons pas ici.

Nous croyons cependant utile de décrire la 1re cervicale (*atlas*), la 2e (*axis*) et la 7e (*proéminente*).

Atlas (fig. 4). — Cette vertèbre ne répond guère, lorsqu'on l'examine superficiellement, à la description générale que nous avons donnée des vertèbres.

L'atlas, en effet, ne présente pas de corps à proprement parler; c'est un anneau qui offre en avant et en dedans une facette qui s'articule avec une éminence, l'*apophyse odontoïde*, qui appartient à l'axis placé au-dessous.

Les anatomistes considèrent en général l'apophyse odontoïde comme représentant le corps de la vertèbre, qui se serait soudée avec la vertèbre placée en dessous.

Un simple tubercule remplace en arrière l'apophyse épineuse.

Cet os supporte la tête et s'articule avec la seconde vertèbre cervicale ou axis.

Axis. — C'est la seconde vertèbre cervicale; son corps est surmonté par l'*apophyse odontoïde*, qui s'articule avec la facette de l'arc de l'atlas et qui, ainsi que nous l'avons vu, peut être regardé comme le corps de la première vertèbre.

L'apophyse épineuse de cette vertèbre est très forte.

Septième cervicule ou proéminente. — Ainsi nommée parce qu'on la sent très nettement à la partie inférieure de la nuque.

La colonne vertébrale se termine à sa partie inférieure par le *sacrum* et le *coccyx*.

Sacrum (fig. 5). — Cet os est formé par la soudure d'un certain nombre de vertèbres; aussi beaucoup d'anatomistes admettent-ils une *région sacrée* de la colonne vertébrale.

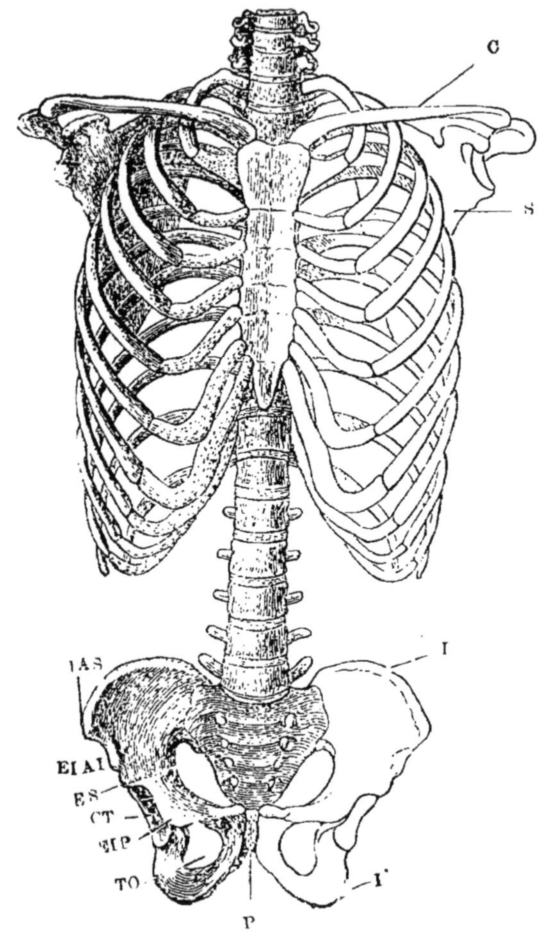

Fig. 5.

I. Ilion. — I' Ischion. — P. Pubis. — TO. Trou obturateur. — CT. Cavité cotyloïde. — EIAS. Epine iliaque antéro-supérieure. — EIAI. Epine iliaque antéro-inférieure. — ES. Echancrure sciatique.

Le sacrum est un os impair, large, à forme pyramidale; il forme avec les os iliaques le bassin dont il occupe les parties supérieure et postérieure. Sa base, située en haut, s'articule avec la dernière lombaire; son sommet, situé en bas, avec le coccyx.

Une des faces de cet os regarde en avant; elle est lisse, présentant une concavité.

La face postérieure est au contraire très rugueuse, présentant sur la ligne médiane une crête (*crête sacrée*).

Le sacrum est creusé d'un canal (*canal sacré*), qui n'est que la continuation du canal vertébral.

Les faces de l'os présentent chacune huit trous (trous sacrés), qui font communiquer le canal sacré avec l'extérieur.

Enfin, sur les côtés, cet os présente deux facettes, dont la forme rappelle assez celle de l'oreille, d'ou leur nom de *facettes auriculaires*; par ces facettes le sacrum s'articule avec les os iliaques.

Coccyx. — Comme le sacrum, le coccyx est formé par la réunion de quatre vertèbres qui, distinctes chez l'adulte, peuvent se souder dans la vieillesse.

Cet os, qui se termine brusquement chez l'homme, constitue la queue chez les animaux.

DU STERNUM (fig. 5)

Cet os est impair, allongé, et situé en avant de la poitrine. On peut le comparer, à l'exemple des anciens anatomistes, à une épée présentant une poignée, un corps et une pointe (*appendice xyphoïde*).

Rien de bien particulier à signaler dans le sternum, sauf que l'appendice xyphoïde constitue la partie supérieure du creux de l'estomac, et que les deux bords latéraux de cet os présentent des échancrures pour loger les cartilages des sept premières côtes.

DES COTES (fig. 5)

Ces os, réunis au sternum et à la colonne vertébrale, constituent le thorax. Ils forment les parois latérales du squelette du tronc.

Une côte est un arc remarquable par sa flexibilité et son élasticité, conditions essentielles pour le mécanisme de la respiration.

Les côtes, au nombre de douze paires, s'articulent toutes en arrière avec la colonne vertébrale. En avant, les sept premières paires de côtes se rattachent par l'intermédiaire d'une partie cartilagineuse, avec le sternum (*vraies côtes*) ; les cinq dernières paires ne se rattachent pas à cet os, du moins directement (*fausses côtes*); leurs cartilages viennent s'attacher les uns aux autres, et même la dernière paire (*côtes flottantes*) est libre complètement en avant.

Les cartilages, organes essentiellement élastiques, sont très favorables aux mouvements de la région.

Prise en particulier, chaque côte présente à considérer *une extrémité postérieure*, qui s'articule avec la colonne vertébrale; *une extrémité antérieure*, qui s'articule avec son cartilage; *un corps* à bord supérieur pour l'insertion des muscles intercostaux, et à bord inférieur creusé en partie en gouttière, pour recevoir les vaisseaux et le nerf intercostal.

CHAPITRE V

Articulations de la colonne vertébrale.

Les vertèbres s'articulent entre elles. La colonne vertébrale s'articule en outre avec la tête, avec les côtes, avec le bassin.

Nous étudierons : 1° *l'articulation des vertèbres entre elles; 2° l'articulation de la colonne vertébrale avec la tête;* 3° *l'articulation de la colonne vertébrale avec les côtes.*

Nous ne dirons rien de *l'articulation de la colonne avec le bassin,* cette articulation étant fixe.

1° Articulations des vertèbres entre elles (fig. 6). — Les vertèbres sont unies par leurs *corps*, par leurs *apophyses articulaires*, par leurs *lames*, et par les *apophyses épineuses*.

Les *corps* sont placés les uns au-dessus des autres, séparés par un organe ayant la forme d'une lentille biconvexe, le *disque intervertébral* ; la partie centrale de ce disque est molle et spongieuse ; elle joue un grand rôle dans la mobilité de la colonne vertébrale.

Deux ligaments rattachent entre eux le corps des vertèbres. Le premier, auquel on donne le nom de *ligament vertébral commun antérieur*, a l'aspect d'un cordon nacré, s'étendant de la base de l'occipital jusqu'au sacrum.

Le second, qui est le *ligament vertébral commun postérieur*, n'est visible qu'en brisant l'arc de la vertèbre; il s'attache en effet à la face postérieure du corps des vertèbres, s'étendant comme le précédent, de la base de l'occipital au sacrum.

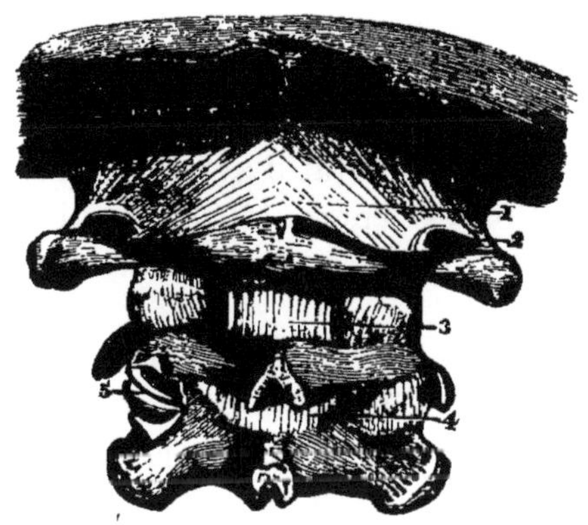

Fig. 6.

1. Ligament occipito-atloïdien postérieur. — 2. Trou qui donne passage à l'artère vertébrale. — 3. Ligament atloïdo-axoïdien postérieur. — 4. Ligaments jaunes. — 5. Surfaces articulaires des apophyses articulaires.

Les *apophyses articulaires* servent également à rattacher les vertèbres les unes aux autres ; entre elles se trouve une synoviale peu développée, du reste. En dehors et en dedans, quelques ligaments.

L'espace compris entre les *lames* est comblé par les *ligaments* jaunes, ligaments très intéressants, formés par un tissu élastique puissant. Ces ligaments ferment en arrière le canal vertébral ; ils s'attachent en bas au *bord supérieur de la vertèbre*, en haut, à la *face antérieure de la lame qui est en dessus*.

Enfin, les *apophyses épineuses* sont rattachées entre elles par le *ligament sus-épineux*, qui s'étend de la 7e cervicale au sacrum, et par le *ligament inter-épineux*, qui, dans la région du dos et des reins, comble l'intervalle qui sépare les apophyses épineuses.

2° **Articulation de la colonne vertébrale avec la tête** (fig. 6). — Cette articulation peut être subdivisée de la façon suivante : la tête s'articule par l'intermédiaire de l'occipital avec la première vertèbre (atlas). L'atlas, à son tour, s'articule avec la seconde vertèbre placée au-dessous (axis). Nous aurons donc deux articulations à étudier.

Ajoutons enfin que des ligaments puissants rattachent l'axis à l'occipital.

Articulation de l'occipital avec l'atlas (fig. 6).—L'occipital présente des surfaces convexes qui pénètrent dans les surfaces concaves de l'atlas. Les surfaces sont ovalaires, et leur grand diamètre est dirigé en avant, ce qui indique que la tête est destinée à se mouvoir surtout d'avant en arrière.

Cette articulation est encroûtée de cartilages, et offre une synoviale lâche, qui s'attache en dedans et en dehors sur l'occipital.

Articulation de l'atlas avec l'axis. — En nous rappelant la conformation de l'axis, nous ne tarderons pas à comprendre que cette articulation est double, car, d'une part, l'apophyse odontoïde de l'axis s'articule en dedans avec l'arc antérieur de l'atlas, et, d'autre part, les masses latérales de l'atlas et les facettes articulaires supérieures de l'axis s'articulent entre elles.

L'apophyse odontoïde présente en arrière le *ligament transverse* destiné à la maintenir, et qui s'attache de chaque côté en dedans des masses latérales de l'atlas.

Il est facile de voir que ce ligament partage l'ouverture de l'atlas en deux portions, l'une destinée à loger l'apophyse odontoïde en avant, l'autre, en arrière du ligament, sert à renfermer la moelle épinière.

Deux synoviales complètent cette articulation ; l'une est placée entre l'arc antérieur et l'apophyse odontoïde ; l'autre entre l'apophyse odontoïde et le ligament.

Quant à l'articulation des masses latérales de l'atlas avec les facettes articulaires supérieures de l'axis, elle a pour but de permettre les mouvements de rotation de la tête, car chaque facette articulaire de l'axis est divisée en deux parties, l'une antérieure, l'autre postérieure ; par une ligne transversale elle a donc la forme en dos d'âne, et comme la même disposition se présente en creux pour l'atlas, on conçoit qu'une pareille disposition soit très favorable à la rotation.

Nous ne terminerons pas l'étude des articulations de la tête avec la colonne vertébrale sans dire que des ligaments partant de l'apophyse odontoïde vont se rendre aux condyles et au trou de l'os occipital, ce qui a permis à certains anatomistes de décrire une articulation de l'axis avec l'occipital.

D'autres ligaments vont du trou occipital au corps de l'axis.

3° **Articulations de la colonne vertébrale avec les côtes** (fig. 7). — L'articulation des vertèbres avec les côtes est assez compliquée. Nous résumerons ainsi sa disposition. La côte s'articule avec le corps de la vertèbre et avec ses apophyses transverses.

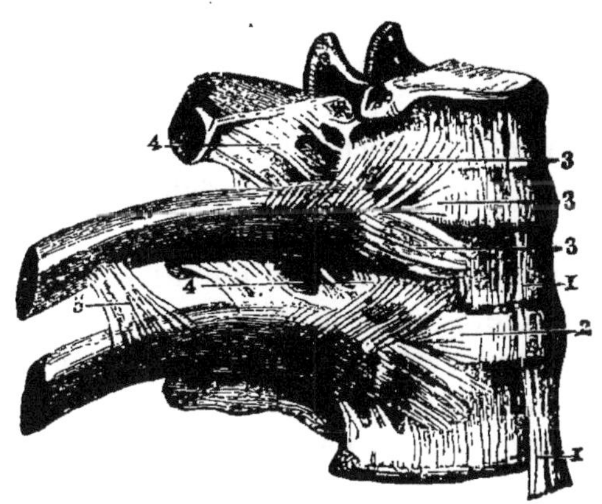

Fig. 7.

1, 1. Ligament vertébral commun antérieur. — 2. Cartilage inter-articulaire. — 3, 3, 3. Ligament vertébro-costal antérieur. — 4. Ligament transverso-costal supérieur. — 5. Ligament intercostal postérieur.

Ces parties sont réunies par le ligament vertébro-costal antérieur, qui s'attache d'une part à l'extrémité de la côte, de l'autre au corps de la vertèbre, par le ligament transverso-costal supérieur, qui va de l'apophyse transverse à la côte placée en dessous.

D'autres ligaments d'une importance moindre complètent l'union des côtes avec les vertèbres.

De l'étude de la colonne vertébrale et de ses articulations, il est facile de déduire certaines conséquences pratiques d'un grand intérêt.

La colonne vertébrale est à la fois solide et flexible. On conçoit que ces deux conditions soient absolument nécessaires. C'est par leur corps que les vertèbres soutiennent la charge du tronc dans la position verticale. On en a la preuve par ce fait que l'homme ayant une forte charge sur sa tête, peut perdre après une station longue jusqu'à 2 centimètres de sa taille.

Les courbures de la colonne augmentent également sa solidité, car l'expérience démontre qu'une colonne élastique et à courbures multiples offre une résistance à la pression représentée, par le carré du nombre des courbures $+ 1$: or la colonne offre trois courbures, sa résistance sera donc $3 \times 3 + 1 = 10$, tandis que si elle était rectiligne, nous aurions comme représentation mathématique de sa résistance $1 \times 1 + 1 = 2$. Donc, grâce à ses courbures, la colonne vertébrale est cinq fois plus solide.

L'étude de la colonne vertébrale demande à être complétée par quelques considérations sur ses déformations.

Il n'est pas douteux que les préjugés les plus funestes contribuent, spécialement chez les jeunes filles, à déformer la taille. Si l'on exagère la cambrure, on arrive à projeter les viscères en avant et c'est à cette pratique que mon excellent confrère le Dr Dally attribue l'obésité fréquente des femmes, en Afrique et dans le midi de l'Espagne.

Le même auteur insiste, et avec raison, sur les déformations latérales de la colonne vertébrale chez les enfants des deux sexes, mais spécialement chez les filles.

M. Dally[1] n'hésite pas à attribuer cette déformation à la déplorable pratique qui consiste à vouloir que l'enfant écrive le papier étant droit sur la table.

Il est certain, et j'ai pu le constater maintes fois, qu'un pareil procédé force l'enfant à tordre sa colonne vertébrale à gauche; dans cette attitude, le poids du corps porte tout entier sur la fesse gauche, d'où déformation de la colonne, et attitude vicieuse qui subsiste souvent pendant toute la vie.

1. Dr Dally : *Des déformations scolaires de la colonne vertébrale* (G. Masson, éd. 1879).

CHAPITRE VI

Du membre supérieur.

L'étude de cette partie du squelette est d'une grande importance, étant donnés les mouvements de cette région.

Nous diviserons le membre supérieur en A, *épaule;* B, *bras;* C, *avant-bras;* D, *main.*

A. ÉPAULE. — Le squelette de l'épaule comprend deux os : 1° la *clavicule,* en avant ; 2° l'*omoplate,* en arrière.

1° **Clavicule** (fig. 5). — Os pair ayant la forme de l'S italique. Par conséquent, qu'on examine cet os en avant ou en arrière, il doit présenter une concavité et une convexité. La clavicule forme une saillie très visible, surtout chez les gens maigres, où elle limite en avant la partie nommée vulgairement *salière.*

Si nous examinons l'os par sa partie antérieure, nous verrons que la convexité est dans la portion interne de l'os, et la concavité dans la portion externe.

Nous lui décrirons deux faces, deux bords et deux extrémités.

La *face supérieure* est sous la peau, et donne insertion dans sa partie interne au muscle sterno-mastoïdien; la *face inférieure* présente à sa partie moyenne la gouttière du muscle sous-clavier.

Le *bord antérieur* est convexe en dedans; il donne insertion dans cette partie au muscle grand pectoral : concave en dehors; là s'insère le deltoïde.

Le *bord postérieur* affecte la disposition contraire, et c'est sur ce bord qu'on trouve le trou nourricier. Son *extrémité interne* s'articule avec le sternum, tandis que l'*extrémité externe* s'articule avec l'*acromion,* partie de l'omoplate, dont nous allons bientôt parler.

2° **Omoplate** (fig. 8). — Os pair d'une forme triangulaire, large et aplati, présente à considérer deux faces, trois bords et trois angles :

La *face antérieure* est concave; appliquée contre les côtes, elle forme une fosse qui renferme le muscle sous-scapulaire.

La *face postérieure* présente, à l'union des trois quarts inférieurs et du quart supérieur, une éminence, l'*épine de l'omo-plate*.

Cette épine va en montant de dedans en dehors et se termine par une tubérosité, l'*acromion*, qui s'articule avec l'extrémité externe de la clavicule.

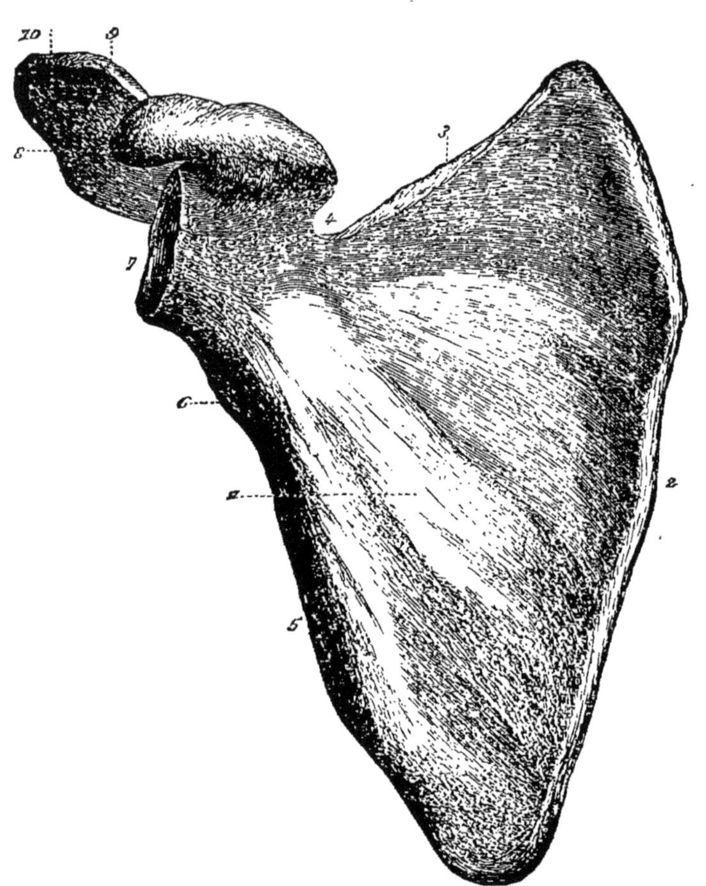

Fig. 8.

1. Fosse sous-scapulaire. — 2. Bord spinal de l'omoplate. — 3. Bord supérieur. — 4. Echancrure convertie en trou par un petit ligament — 5. Bord antérieur de l'omoplate. — 6. Tubercule sous glénoïdien. — 7. Cavité glénoïde. — 8. Apophyse coracoïde. — 9. Epine de l'omoplate. — 10. Acromion.

L'épine de l'omoplate circonscrit donc deux fosses, l'un supérieure, dite *fosse sus-épineuse*, dans laquelle est logée

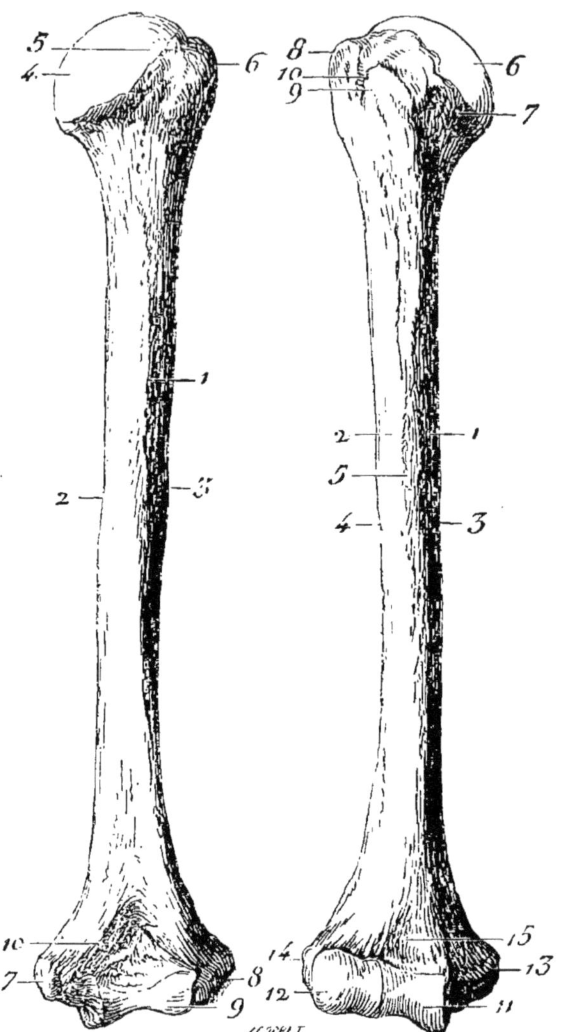

Fig. 9. Fig. 10.

Fig. 9. — *Humérus, face antérieure.* — 1. Face interne. — 2. Face externe. — 3. Bord interne. — 4. Bord externe. — 5. Bord antérieur. — 6. Tête de l'humérus. — 7. Col anatomique. — 8. Grosse tubérosité. — 9. Petite tubérosité. — 10. Gouttière de la longue portion du biceps. — 11. Trochlée. — 12. Condyle. — 13. Epitrochlée. — 14. Epicondyle. — 15. Cavité coronoïde.

Fig. 10. — *Humérus, face postérieure.* — 1. Bord postérieur. — 2. Bord interne. — 3. Bord externe. — 4. Tête de l'humérus. — 5. Col anatomique. — 6. Grosse tubérosité. — 7. Epitrochlée. — 8. Epicondyle. — 9. Trochlée. — 10. Cavité olécrânienne.

muscle sus-épineux ; l'autre inférieure, dite *fosse sous-épineuse*, qui loge le muscle sous-épineux.

L'épine de l'omoplate donne elle-même insertion au trapèze et au deltoïde. A l'acromion s'insère le deltoïde.

Le *bord supérieur* présente, tout à fait en dehors, l'*apohyse coracoïde*, ainsi nommée de ce qu'on l'a comparée à un bec de corbeau ; à cette apophyse se rattachent le petit pectoral et les tendons réunis du biceps et du coroco-brachial.

Le *bord interne ou spinal* ne présente rien de spécial à noter; il est très mince, tandis que le *bord externe* ou axillaire est épais.

L'angle externe de l'omoplate présente une cavité qui fait partie de l'articulation de l'épaule, la *cavité glénoïde*. Nous n'insisterons pas sur les insertions des muscles à ces diverses parties de l'os, sauf cependant qu'il faut se souvenir que le long chef du triceps s'attache au-dessous de la cavité glénoïde.

B. BRAS. — Cette région est formée d'un seul os, *l'humérus*.

Humérus (fig. 9 et 10).— Os pair remarquable par sa torsion, et auquel nous distinguerons un corps et deux extrémités.

Le *corps*, sensiblement prismatique, présente trois faces et trois bords. *Une face postérieure*, qui donne attache au triceps brachial; *une face externe*, qui, vers son milieu, offre une empreinte (*empreinte deltoïdienne*) destinée à l'insertion du muscle deltoïde. *Une face interne* lisse, qui offre le trou nourricier. Les *bords externe* et *interne* sont très saillants en bas. Le *bord antérieur* est très saillant en haut.

L'*extrémité supérieure* présente une complication assez considérable. Elle est séparée du corps par une partie légèrement rétrécie (*col chirurgical*), ainsi nommé parce qu'il est souvent le siège de fractures.

On peut considérer, à l'extrémité supérieure, trois renflements. L'un très gros placé en dedans, et destiné à articuler l'humérus avec l'omoplate (*tête de l'humérus*). Une ligne circulaire (*col anatomique*) sépare cette tête du reste de l'os.

Les deux autres renflements portent les noms de tubérosités. La plus volumineuse (*grosse tubérosité*) est en dehors et donne attache aux muscles sus-épineux, sous-épineux et petit-rond.

La moins volumineuse (*petite tubérosité*) est en avant, et donne insertion au muscle sous-scapulaire.

Les deux tubérosités circonscrivent une rigole (*coulisse bicipitale*).

L'*extrémité inférieure* de l'os est aplatie et présente deux renflements, l'un interne, qui a la forme d'une poulie (*trochlée*), l'autre contigu au premier, mais en dehors et d'une étendue moins considérable (*condyle*).

Deux éminences surmontent la trochlée et le condyle. Celle qui est contiguë à la trochlée et qui, par conséquent, est interne, se nomme *épitrochlée;* elle est très saillante et donne insertion à un tendon qui est commun à plusieurs muscles, et qu'on désigne pour cette raison sous le nom de *muscles épithrochléens.*

L'éminence contiguë au condyle (*épicondyle*) est peu saillante, située en dehors et donne aussi attache à un faisceau de muscles (*muscles épicondyliens*), par un tendon commun.

En regardant l'extrémité inférieure de l'humérus par sa face antérieure, on voit qu'elle est creusée d'une petite fosse, la *cavité coronoïde*. Si, au contraire, on regarde cette extrémité par sa face postérieure, on verra qu'elle est creusée d'une cavité beaucoup plus considérable, la *cavité olécrânienne.*

Ces fosses sont destinées, comme nous le verrons bientôt, à l'articulation de l'humérus avec le cubitus.

C. AVANT-BRAS. — Région formée de deux os : 1° le *cubitus;* 2° le *radius.*

1° **Cubitus** (fig. 11). — Cet os pair est un os long, présentant une grosse extrémité en haut, une petite en bas, disposition qui existe en sens contraire dans le radius. La main étant en supination, c'est-à-dire le petit doigt étant placé en dedans, le cubitus et le radius sont sensiblement parallèles : le cubitus en dedans, le radius en dehors.

Nous distinguerons à cet os un corps et deux extrémités.

Le *corps* est, comme celui de l'humérus, sensiblement prismatique, et présente : *une face antérieure* excavée donnant insertion au fléchisseur profond des doigts.

Une face postérieure qui, en haut et en dedans, donne attache au muscle anconé.

Une face interne qui est un peu convexe, et *trois bords* parmi lesquels le *postérieur* se sent très bien sous la peau.

L'*extrémité supérieure* est très volumineuse ; elle présente une grosse éminence verticale en arrière, l'*olécrâne*, et une petite éminence horizontale en avant, l'*apophyse coronoïde*.

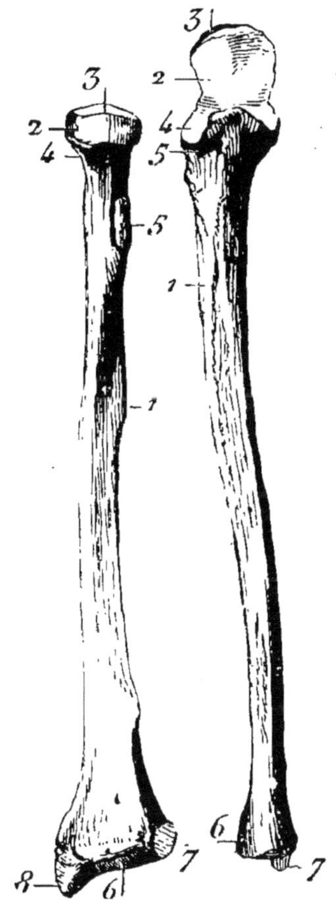

Fig. 11. — *Cubitus, face antérieure.*

1. Face antérieure du cubitus.
2. Grande cavité sigmoïde.
3. Olécrâne.
4. Petite cavité sigmoïde.
5. Tubérosité du cubitus.
6. Extrémité inférieure.
7. Apophyse styloïde.

Fig. 12. — *Radius, face antérieure.*

1. Bord interne ou crête du radius.
2. Tête du radius.
3. Cavité articulaire ou cupule du radius.
4. Col du radius.
5. Tubérosité bicipitale.
6. Surface articulaire inférieure.
7. Surface articulaire inférieure et interne.
8. Apophyse styloïde.

L'*olécrâne* a été assimilé à la rotule du genou, dont nous parlerons plus tard ; sa face postérieure donne insertion au tendon du triceps.

L'*apophyse coronoïde* est courte, donne insertion au brachial antérieur.

L'*olécrâne* et l'*apophyse coronoïde* forment à eux deux un vaste crochet pour l'articulation de la trochlée humérale, c'est la *grande cavité sigmoïde*.

A côté de l'apophyse coronoïde se trouve une cavité, la *petite cavité sigmoïde*, au-dessous de laquelle s'attache le muscle court supinateur.

L'*extrémité inférieure* du cubitus est petite, s'articule en dehors avec le radius et présente en dedans une partie saillante, l'*apophyse styloïde*.

2° **Radius.** — Cet os pair est situé en dehors, ainsi que nous l'avons déjà vu; sa petite extrémité est en haut, sa grande en bas, et c'est par cette dernière extrémité que le radius s'articule avec la main.

Nous distinguerons à cet os un *corps* et *deux extrémités*.

Le *corps* est formé de trois faces. *Une face antérieure*, donnant attache au fléchisseur propre du pouce en haut, au carré pronateur en bas. *Une face postérieure*, à laquelle s'attachent de haut en bas le court supinateur, le long abducteur et le court extenseur du pouce. *Une face externe* qui, dans sa partie moyenne, donne attache au rond pronateur.

L'*extrémité supérieure* s'articule avec le condyle de l'humérus; elle présente dans le bas une empreinte rugueuse pour l'insertion du biceps.

L'*extrémité inférieure* est très grosse, présentant une surface qui s'articule avec deux os du poignet, le scaphoïde et le semi-lunaire. Dans sa partie supérieure et externe, cette extrémité donne attache au long supinateur.

D. MAIN (fig. 13). — La main est formée de 28 os sur lesquels nous glisserons assez rapidement.

Elle se divise en trois régions : 1° *carpe*; 2° *métacarpe*; 3° *doigts*.

Le **carpe** est une réunion de huit os disposés en deux rangées irrégulières. Ces os sont en allant de dehors en dedans, la main étant en supination : 1re rangée : *a*) le scaphoïde, *b*) le semi-lunaire, *c*) le pyramidal, *d*) le pisiforme. — 2e rangée : *a*) le trapèze, *b*) le trapézoïde, *c*) le grand os, *d*) l'os crochu.

Nous ne ferons aucune description particulière de ces os; par conséquent nous n'insisterons pas sur les insertions musculaires, peu importantes du reste, au point de vue où nous nous plaçons.

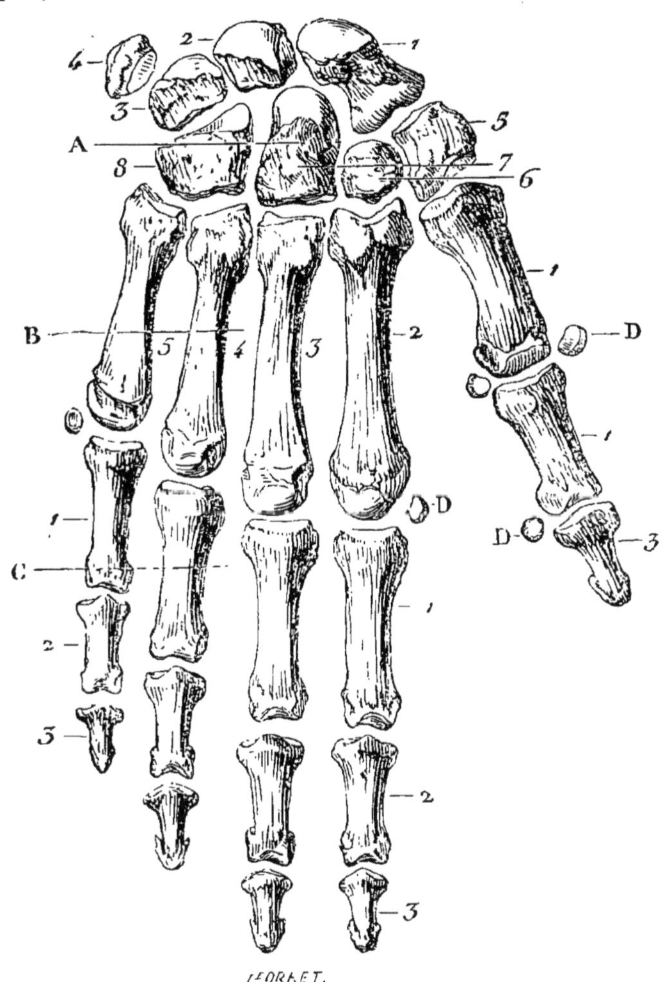

Fig. 13.

A. *Carpe.* — 1. Scaphoïde. — 2. Semi-lunaire. — 3. Pyramidal. — 4. Pisiforme. — 5. Trapèze. — 6. Trapézoïde. — 7. Grand os. — 8. Os crochu. — B. *Métacarpe.* 1, 2, 3, 4, 5. 1er, 2e, 3e, 4e et 5e métacarpiens. — C. *Doigts.* 1. Phalanges. — 2. Phalangines. — 3. Phalangettes.

Ces os s'articulent entre eux. Les deux premiers sont reçus dans la partie articulaire de l'extrémité inférieure du radius.

Les os de la deuxième rangée ou rangée inférieure s'articulent avec les métacarpiens.

2° **Métacarpe.** — Cette région formée de cinq os constitue le squelette de la main proprement dite.

Entre eux se trouve l'espace interosseux. Le premier, métacarpien, qui correspond au pouce, est très mobile, ce qui fait que ce doigt est opposable aux autres.

3° **Doigts.** — Au nombre de cinq, qui sont de dehors en dedans : le pouce, l'index, le médius, l'annulaire et l'auriculaire.

Chaque doigt est formé de trois segments qui sont, en allant de haut en bas, la phalange, la phalangine et la phalangette. Seul le pouce n'a que deux segments.

Les phalangettes sont remarquables par leur extrémité en forme de fer à cheval, et sur lesquelles on voit deux lignes transversales, l'une en avant, où s'attache le fléchisseur profond, l'autre dorsale, où s'attache le grand extenseur.

CHAPITRE VII

Articulations du membre supérieur.

La région de l'épaule comprend un certain nombre d'articulations, parmi lesquelles nous ne ferons que mentionner celles dont l'importance est secondaire.

La clavicule s'articule tout d'abord par sa partie interne avec le sternum (*articulation sterno-claviculaire*) (fig. 5).

L'extrémité interne de la clavicule s'articule également avec le cartilage de la 1re côte, sur lequel elle repose, pour former *l'articulation costo-claviculaire.*

L'extrémité externe de la clavicule s'articule avec l'acromion, pour former *l'articulation acromio-claviculaire;* entre l'acromion et la clavicule, existe un fibro-cartilage destiné à amortir les pressions.

Enfin, la face inférieure de la clavicule repose sur l'apophyse coracoïde et s'articule avec elle pour former *l'articulation coraco-claviculaire.* Deux forts ligaments, l'un antérieur, l'autre postérieur, maintiennent les os en position.

Articulation de l'épaule ou scapulo-humérale (fig. 14). — C'est la plus importante de cette région.

Tout d'abord il est facile de se rendre compte de ce fait, que la cavité glénoïde étant trop petite pour contenir la tête de l'humérus, cette articulation se fera remarquer entre toutes les autres par sa mobilité.

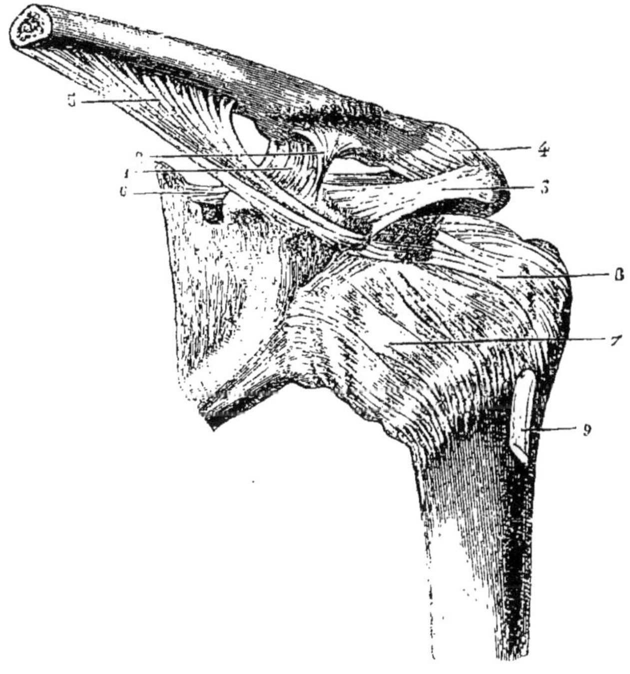

Fig. 11.

1. Ligament conoïde. — 2. Ligament trapézoïde. — 3. Ligament acromio-coracoïdien. 4. Ligament acromio-claviculaire. — 5. Bandelette fibreuse étendue de la face inférieure de la clavicule à l'apophyse coracoïde. — 6. Ligament qui convertit en trou l'échancrure du bord supérieur de l'omoplate. — 7. Capsule fibreuse de l'articulation scapulo-humérale. — 8. Faisceau supplémentaire qui s'attache à l'apophyse coracoïde. — 9. Tendon de la longue portion du biceps.

La cavité glénoïde est du reste sur le vivant, plus étendue que lorsqu'on examine l'os à l'état sec, car elle est augmentée par la présence d'un *bourrelet* nommé *bourrelet glénoïdien*; de plus, on peut aussi considérer comme augmentant la cavité articulaire l'arcade formée par l'acromion, l'apophyse coracoïde et le ligament qui les unit.

Les os sont rattachés par un ligament en forme de manchon, qui s'attache d'une part au pourtour de la cavité glénoïde, de l'autre au col anatomique.

Une synoviale tapisse l'articulation, et nous verrons plus loin que la longue portion du muscle biceps va rejoindre le bourrelet glénoïdien, en passant par la coulisse bicipitale de l'humérus, et concourt, par conséquent, à renforcer l'articulation.

Articulation du radius et du cubitus. — Cette articulation est double, elle se fait par en haut et par en bas, d'où une *articulation radio-cubitale supérieure* et une *articulation radio-cubitale inférieure.*

L'articulation radio-cubitale supérieure a pour surfaces articulaires la tête du radius et la petite cavité sigmoïde du cubitus ; un ligament puissant (*ligament annulaire*) s'attache aux extrémités de la petite cavité sigmoïde et au col du radius.

Cette articulation possède une synoviale qui n'est qu'un prolongement de celle du coude.

L'articulation radio-cubitale inférieure se compose de la tête du cubitus, qui est reçue en partie par le radius, car un ligament (*ligament triangulaire*) complète l'articulation ; cette articulation possède une synoviale propre.

Entre les deux os de l'avant-bras se trouve une membrane qui les relie, *la membrane interosseuse.*

Articulation du coude (fig. 15). — L'une des plus importantes à connaître. Nous la subdiviserons, car d'une part l'humérus s'articule avec le cubitus et d'autre part avec le radius.

Dans l'articulation de l'humérus avec le cubitus, nous trouvons comme surfaces articulaires, la *trochlée humérale*, sur laquelle se moule *la grande cavité sigmoïde.*

Dans l'articulation de l'humérus avec le radius, les surfaces sont : le *condyle de l'humérus* et la *cupule du radius.*

La synoviale de l'articulation du coude est très riche en prolongements ; elle tapisse la cavité olécrânienne, la cavité coronoïde et nous avons vu qu'elle envoyait un prolongement dans la cavité radio-cubitale.

Deux ligaments latéraux puissants complètent cette articulation.

L'*interne* part de l'épitrochlée avec les muscles épitrochléens se rend au bord interne de l'olécrâne et de l'apophyse coronoïde.

L'externe part de l'épicondyle avec les muscles épicondyliens et se jette sur le ligament annulaire de telle sorte qu'il ne gêne en rien les mouvements du radius.

Articulation du poignet. — Cette articulation comprend : *l'articulation du radius avec le carpe, l'articulation inférieure du radius avec le cubitus*, nous en avons parlé déjà. Enfin *l'articulation des os du carpe entre eux*, que nous passerons sous silence, vu son peu d'utilité en gymnastique.

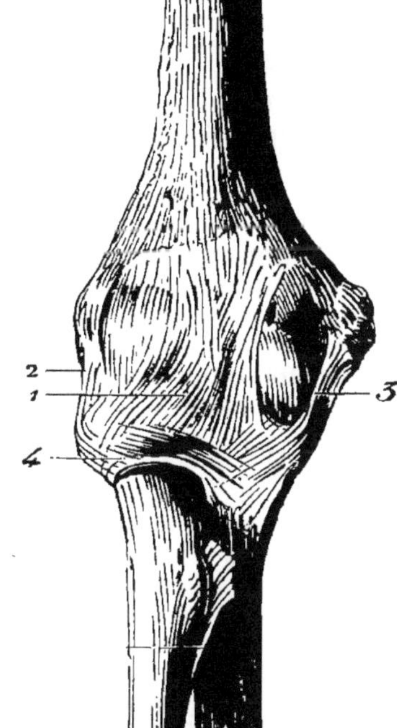

Fig. 15.

1. Ligament antérieur.
2. — latéral externe.
3. — latéral interne.
4. — annulaire du radius.
6. — interosseux.

Articulation radio-carpienne. — Cette articulation a comme surfaces articulaires la partie postérieure du radius, qui reçoit le scaphoïde, le semi-lunaire et le pyramidal.

Les ligaments sont au nombre de quatre, *l'externe* va de l'apophyse styloïde du radius au scaphoïde. *L'interne* de l'apophyse styloïde du cubitus au pyramidal et au pisiforme ; *l'an-*

térieur du radius aux os du carpe; *le postérieur* également, mais sur la face postérieure des mêmes os.

La synoviale est remarquable par son grand relâchement.

Articulations de la main. — Les os du carpe s'articulent avec ceux du métacarpe, les métacarpiens s'articulent également entre eux par leurs extrémités supérieures et inférieures. Toutes ces articulations présentent des mouvements très limités, sauf cependant celle du trapèze avec le métacarpien du pouce, qui permet l'opposition du pouce aux autres doigts, ainsi que d'autres mouvements dont il sera question plus loin.

Les os du métacarpe s'articulent à leur tour avec les phalanges et les phalanges entre elles.

Les articulations métacarpo-phalangiennes présentent, comme surfaces articulaires, la tête du métacarpien qui pénètre dans la cavité glénoïde de la phalange.

Quatre ligaments maintiennent ces articulations, l'un *antérieur*, deux *latéraux* et enfin le *tendon du muscle extenseur*, qui tient lieu de *ligament postérieur*.

Les phalanges s'articulent entre elles par un mécanisme très analogue aux articulations précédentes ; nous n'y insistons pas en faisant remarquer qu'ici également le *ligament postérieur* est représenté par le *tendon de l'extenseur*.

CHAPITRE VIII

Du membre inférieur.

Le membre inférieur présente de grandes analogies avec le membre supérieur.

Cependant on est frappé de ce fait que tandis que dans le premier tout concourt à la mobilité, dans le second, au contraire, c'est la solidité qui prime toutes les autres propriétés, et cela est facile à concevoir ; l'attitude bipède de l'homme fait que le membre inférieur supporte le poids du corps tout entier.

On divise le membre inférieur en quatre régions : A. Hanche, B. Cuisse, C. Jambe, D. Pied.

A. HANCHE

Cette région est constituée par *les os iliaques ou coxaux.*

Os iliaque ou coxal (fig. 1 et 5). — C'est un os pair qui, réuni avec celui du côté opposé, forme le bassin.

L'os iliaque peut être considéré comme formé de deux lames triangulaires irrégulières, soudées par leur sommet ; mais les deux triangles, au lieu d'être à la suite l'un de l'autre dans le même plan, ont subi un mouvement de torsion qui les a placés dans des plans différents.

Au point de soudure des deux plans, et en dehors, se trouve une grande cavité destinée à loger la tête du fémur : c'est la *cavité cotyloïde.*

Le triangle supérieur porte le nom *d'ilion.* Quant au triangle inférieur, il est divisé en deux régions par un trou assez considérable, le *trou obturateur.*

La portion osseuse qui forme la circonférence supérieure du trou obturateur, est le *pubis ;* celle qui est placée en arrière, et sur laquelle du reste porte le poids du corps dans la position assise, est *l'ischion.*

L'ilion, le pubis et l'ischion, complètement soudés dans l'âge adulte, constituent par leur ensemble l'os iliaque, que nous allons étudier en détail maintenant, et auquel nous distinguerons *deux faces* et *quatre bords.*

1° *La face externe ou fessière,* très importante, donne attache aux trois muscles fessiers dans la partie supérieure que l'on nomme *fosse iliaque externe.* Plus bas se trouve la cavité cotyloïde, dont le rebord est très saillant.

Tout en bas se trouve le *trou obturateur.*

La face interne présente des parties qui correspondent à celles de la face externe ; c'est ainsi que dans le haut nous trouvons *la fosse iliaque interne,* remplie par le muscle iliaque ; en arrière une facette qui s'articule avec le sacrum. Plus bas, une surface lisse qui est *le fond de la cavité cotyloïde ;* enfin le *trou obturateur.*

Les bords sont très importants à connaître ; on distingue :

1° *Le bord supérieur (crête iliaque),* qui est formé de deux lèvres pour l'insertion d'un certain nombre de muscles, le grand oblique, le petit oblique et le transverse. Nous distinguerons sur ce bord, en allant d'avant en arrière, *l'épine iliaque antéro-supérieure*, où s'attache le muscle couturier, le muscle qui tend le fascia lata ; *l'épine iliaque postéro-supérieure.*

Le bord inférieur forme un angle obtus. La branche antérieure de l'angle forme avec celle du côté opposé *la symphyse du pubis*. L'autre branche, qui est inférieure, va rejoindre la tubérosité de l'ischion.

Le bord antérieur présente en haut *l'épine iliaque antéro-supérieure*, déjà indiquée. Plus bas *l'épine iliaque antéro-inférieure*, à laquelle s'attache une partie du triceps (droit antérieur) : une gouttière donnant passage au muscle psoas; une surface *l'éminence iléo-pectinée* donnant attache au muscle pectiné, enfin *l'épine du pubis.*

Le bord postérieur présente en haut *l'épine iliaque postéro-supérieure* déjà indiquée, une énorme échancrure *l'échancrure sciatique* qui est elle-même divisée en deux par une saillie osseuse *l'épine sciatique* sur laquelle s'insère le jumeau supérieur de la cuisse. Enfin *la tubérosité de l'ischion* qui donne attache au biceps et au demi tendineux.

Si après avoir étudié en détail les diverses parties de l'os iliaque, nous l'examinons à un point de vue plus général, nous verrons que les deux os iliaques se réunissent en arrière avec le sacrum, en avant entre eux par le pubis et constituent une ceinture osseuse, le bassin, destiné à renfermer un nombre considérable d'organes importants.

Chez la femme le bassin est plus large que chez l'homme; mais il est moins allongé. Ces considérations expliquent pourquoi les hanches sont beaucoup plus saillantes chez elle.

Ajoutons enfin que dans l'espèce humaine le bassin est relativement le plus développé de toute la série des mammifères, car il supporte en partie le poids du tronc et de la tête.

B. CUISSE

Elle est formée d'un seul os *le fémur.*

Fémur (fig. 16 et 17). — Cet os pair est remarquable en ce qu'il est le plus volumineux des os du corps, il a dans la station debout une inclinaison en bas et en dedans.

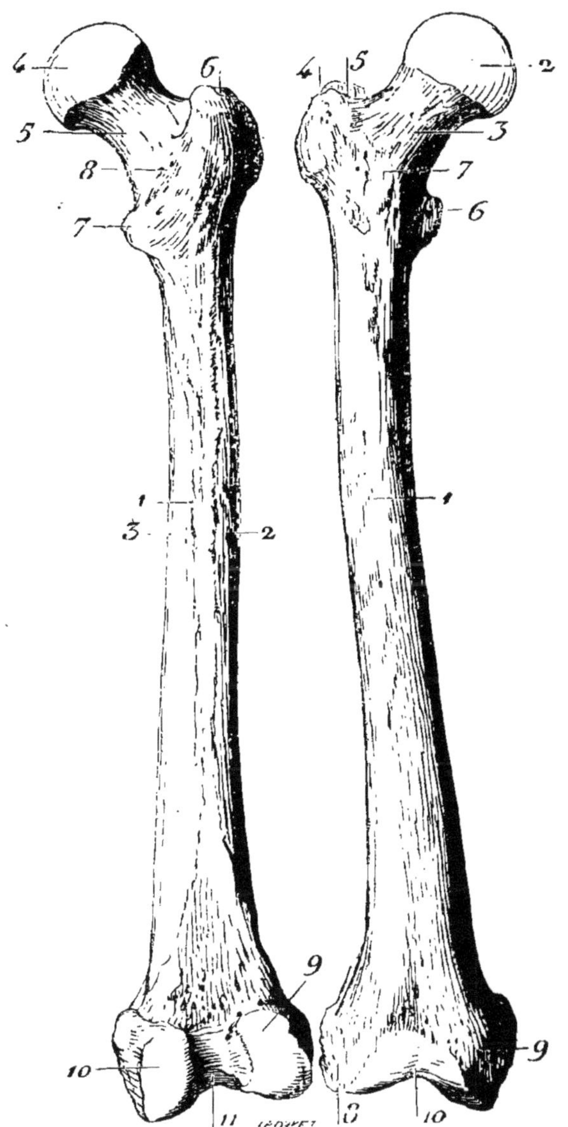

Fig. 17. Fig. 16.

Fig. 16 (Face antérieure). — 1. Face antérieure du fémur. — 2. Tête du fémur. — 3. Col du fémur. — 4. Grand trochanter. — 5. Cavité digitale. — 6. Petit trochanter. — 7. Ligne intertrochantérienne intérieure. — 8. Tubérosité du condyle externe. — 9. Tubérosité du condyle interne. — 10. Fossette intercondylienne antérieure.

Fig. 17 (Face postérieure). — 1. Bord postérieur du fémur, ligne âpre. — 2. Face externe. — 3. Face interne. — 4. Tête du fémur. — 5. Col du fémur. — 6. Grand trochanter. — 7. Petit trochanter. — 8. Ligne intertrochantérienne postérieure. — 9. Condyle externe. — 10. Condyle interne. — 11. Fossette intercondylienne postérieure.

Comme à tous les os longs, nous lui distinguerons *un corps* et deux extrémités.

Le corps possède *trois faces* et *trois bords.*

La face antérieure est lisse et donne attache au vaste interne.

La face externe se continue presque insensiblement avec la précédente et donne attache au vaste externe.

La face interne est excavée et c'est sur elle également que s'attache le vaste interne.

Les bords externe et interne sont peu importants ; au contraire, nous insisterons tout spécialement sur *le bord postérieur,* qui est très marqué ; on lui donne le nom de *ligne âpre.* Ce bord se bifurque en haut et en bas : en haut les deux lignes résultant de la bifurcation se rendent l'une en dedans *au petit trochanter,* l'autre en dehors *au grand trochanter,* éminences que nous étudierons plus loin.

Par sa bifurcation inférieure, la ligne âpre donne deux lignes qui se rendent aux *deux condyles* de l'extrémité inférieure de l'os, limitant entre elles *l'espace poplité.* Le conduit nourricier de l'os se trouve sur ce bord.

Cette ligne âpre est très importante pour ses insertions musculaires : elle donne attache au vaste externe, au vaste interne, aux trois adducteurs et à la courte portion du biceps.

L'extrémité supérieure comprend deux éminences auxquelles aboutissent en haut les deux parties de la ligne âpre ; ces éminences sont le *grand trochanter* et *le petit trochanter.*

Le grand trochanter donne insertion à un grand nombre de muscles, savoir : les trois fessiers, l'obturateur externe, et l'obturateur interne, le vaste externe, le pyramidal, les jumeaux, le carré fémoral.

Le petit trochanter donne attache au psoas iliaque.

L'extrémité supérieure se termine en dedans par la *tête du fémur,* supportée par une portion rétrécie (*col du fémur*).

Les vaisseaux nourriciers de l'os pénètrent par cette portion du fémur. C'est aussi sur la tête que s'attache le *ligament rond* un des moyens de fixation du fémur dans la cavité cotyloïde (fig. 22).

L'extrémité inférieure est volumineuse ; on y remarque en dedans et en dehors *les deux condyles* du fémur, qui laissent en avant, entre eux, un espace destiné à la rotule, et en arrière *le sillon intercondylien*. Sur le condyle interne, se trouve un tubercule pour l'insertion du grand adducteur ; sur le condyle externe vient s'insérer le muscle poplité.

Le fémur s'articule en haut avec l'os iliaque en bas avec le tibia et la rotule.

C. JAMBE

Elle est formée de deux os, l'un en dedans, *le tibia*, l'autre en dehors, *le péroné*. Enfin dans la région antérieure du genou, se trouve un autre os, *la rotule*.

Fig. 18 (Face postérieure).

1. Face postérieure.
2. Bord externe.
3. Bord interne.
4. Épine du tibia.
5. Surface articulaire externe.
6. Surface articulaire interne.
7. Tubérosité du tibia.
8. Facette articulaire pour le péroné.
9. Facette articulaire inférieure et externe ; elle reçoit l'extrémité inférieure du péroné.
10. Malléole interne.

Fig. 19 (Face postérieure).

1. Face postérieure.
2. Bord interne.
3. Bord externe.
4. Tête du péroné.
5. Malléole externe.
6. Tubercule postérieur.
7. Facette de la malléole externe.

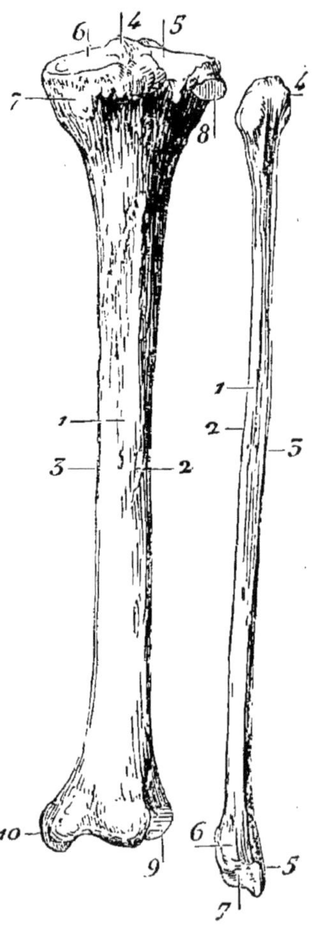

Fig. 18. Fig. 19.

1° **Tibia** (fig. 1 et 18). — Os pair, long, très peu protégé en avant par les muscles.

Le corps présente trois faces : *une face externe* qui, par suite d'une sorte de torsion de l'os, devient antérieure en bas ; sur cette face s'attache le muscle jambier antérieur. *Une face interne* qui se sent sous la peau et qui en haut donne attache à *la patte d'oie*, réunion des tendons du couturier, du droit interne et du demi tendineux. *Une face postérieure* à laquelle s'attache, en haut, le muscle poplité, au-dessous le soléaire, plus au-dessous le muscle jambier postérieur et fléchisseur commun des orteils.

Le corps du tibia offre aussi trois bords. *Le bord antérieur*, ou *crête du tibia*, facile à sentir sous la peau, donne attache à l'aponévrose jambière ; *les bords externe* et *interne* sont mous ; le premier s'articule en bas avec le péroné.

L'extrémité supérieure est très développée ; elle forme deux masses, les *tubérosités du tibia*, divisées en *interne* et en *externe*. *L'externe* s'articule avec le péroné et donne attache au jambier antérieur. *L'interne* donne insertion au demi membraneux. En avant de ces tubérosités se trouve une surface plane, *la tubérosité antérieure*.

Au-dessus des tubérosités, on voit deux cavités ovales, séparées l'une de l'autre : ce sont les *cavités glénoïdes du tibia*, qui s'articulent avec les condyles du fémur, et qui sont séparées l'une de l'autre par *l'épine du tibia*.

Terminons enfin l'étude de cette extrémité en faisant observer qu'en avant vient s'attacher le ligament de la rotule, et qu'en arrière elle donne insertion au muscle poplité.

L'extrémité inférieure repose et s'articule avec l'astragale. En dedans elle présente une forte apophyse, la *malléole interne ;* en arrière elle présente une gouttière pour les tendons du jambier postérieur et du fléchisseur commun des orteils.

2° **Péroné** (fig 1 et 19). — Cet os pair long et très grêle, est placé à la partie externe de la jambe.

La division du *corps de l'os en faces et en bords* est ici assez difficile, et du reste peu importante pour le sujet qui nous occupe ; cet os est en effet tordu sur lui-même.

Nous nous contenterons d'indiquer les principales insertions de muscles, à savoir : en *dehors* les péroniers latéraux ; en *dedans*, à l'extenseur propre du gros orteil au jambier postérieur en arrière, et en haut au soléaire.

L'extrémité supérieure s'articule en dedans avec le tibia et donne attache au biceps crural et au soléaire.

L'extrémité inférieure forme la partie saillante et latérale, qu'on sent en dehors du cou-de-pied ; en un mot la *malléole externe.* Cette malléole descend plus bas que l'interne et donne attache à divers ligaments.

Le péroné s'articule avec le tibia et l'astragale.

3° **Rotule** (fig. 1). — S'articule avec le fémur ; c'est un os court et pair, qui forme la partie antérieure du genou. Nous lui distinguerons *une face antérieure* qui donne attache à des lames provenant du tendon du triceps.

Une face postérieure qui s'articule avec les condyles du fémur.

La base, placée en haut, donne attache au tendon du triceps fémoral.

Le sommet est dirigé en bas.

Les bords donnent attache à des fibres aponévrotiques des muscles vaste externe et vaste interne.

D. PIED (fig. 1 et 20).

Le pied est formé de 24 os disposés en trois régions analogues à celles de la main, savoir : 1° *Tarse ;* 2° *Métatarse ;* 3° *Doigts ou orteils.*

1° **Le tarse.** — Cette région comprend sept os disposés différemment de ceux du carpe, dont ils sont les homologues. Nous trouvons en haut, articulé avec la jambe *l'astragale,* en bas formant le talon, *le calcanéum,* en avant le *scaphoïde.* Plus en avant, nous trouvons le *cuboïde* et les *trois cunéiformes.*

Nous décrirons parmi ces os ceux qui sont les plus importants, sans insister du reste sur leur forme générale.

1° *Astragale.* — Cet os est très irrégulier, s'articule avec le tibia par *sa face supérieure ;* par *sa face externe* avec le péroné. Sa *face postérieure* offre une gouttière par laquelle passe le long fléchisseur du gros orteil. *La face antérieure* s'articule avec le scaphoïde. Enfin *la face inférieure* avec le calcanéum.

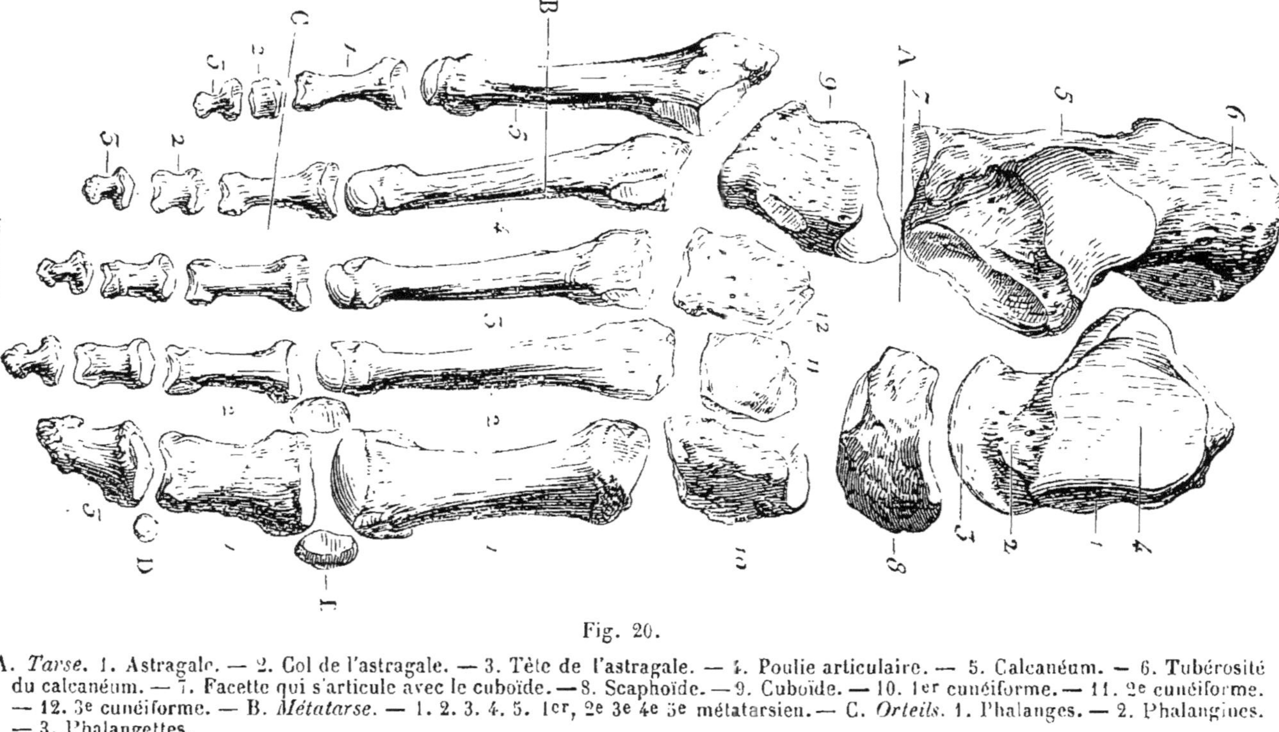

Fig. 20.

A. *Tarse.* 1. Astragale. — 2. Col de l'astragale. — 3. Tête de l'astragale. — 4. Poulie articulaire. — 5. Calcanéum. — 6. Tubérosité du calcanéum. — 7. Facette qui s'articule avec le cuboïde. — 8. Scaphoïde. — 9. Cuboïde. — 10. 1er cunéiforme. — 11. 2e cunéiforme. — 12. 3e cunéiforme. — B. *Métatarse.* — 1. 2. 3. 4. 5. 1er, 2e 3e 4e 5e métatarsien. — C. *Orteils.* 1. Phalanges. — 2. Phalangines. — 3. Phalangettes.

2° *Calcanéum.* — Occupe les parties postérieure et inférieure du pied, sous l'astragale, derrière le cuboïde.

Sa face supérieure s'articule avec l'astragale. La *face inférieure* s'applique sur le sol. Sa *face externe* présente des gouttières pour le long et le court péronier latéral.

La face interne présente une dépression pour les muscles profonds de la jambe.

La face postérieure donne attache au très important tendon d'Achille. Enfin *la face antérieure* s'articule avec le cuboïde.

3° *Scaphoïde.* — Cet os s'articule par sa *face postérieure* avec l'astragale; par sa *face antérieure* avec les trois cunéiformes.

4° *Les Cunéiformes.* — Ainsi nommés, parce qu'ils ont la forme de coins; ces os sont, en allant de dedans en dehors, le *premier*, le *second*, et le *troisième* cunéiforme.

Le *premier cunéiforme* est important, parce qu'il donne attache au jambier antérieur. Par sa *face antérieure*, il s'articule avec le premier métatarsien; par sa *face postérieure*, avec le scaphoïde.

Le *troisième cunéiforme* s'articule en *avant* avec le 3e métatarsien ; en *dehors*, avec le cuboïde; en *arrière*, avec le scaphoïde.

5° *Le Cuboïde.* — Os placé à la partie externe du pied. Sa *face inférieure* ou plantaire présente une gouttière pour le long péronier latéral.

La *face postérieure* est articulée avec le calcanéum.

La *face antérieure* avec les 4e et 5e métatarsiens.

La face interne avec le 3e cunéiforme.

2° **Metatarse.** — Les os métatarsiens sont les analogues des métacarpiens; il n'y a donc rien à ajouter de particulier à ce que nous avons déjà dit, à propos du métacarpe. Signalons cependant l'impossibilité d'opposer le gros orteil aux autres.

Cette opposition serait-elle possible dans certains cas, à la condition de développer par l'exercice les fonctions du gros orteil, au lieu de l'immobiliser comme nous le faisons par l'usage des chaussures ? Cette curieuse question ne se prête pas ici aux développements qu'elle pourrait comporter.

3° **Doigts ou orteils.** — Divisés comme les doigts de la main phalanges, phalangines et phalangettes, les orteils offrent les mêmes insertions musculaires.

CHAPITRE IX

Articulations du membre inférieur.

Nous avons déjà dit que si, dans le membre supérieur, tout tendait à la mobilité, dans le membre inférieur au contraire, c'était la solidité à laquelle tout était sacrifié; aussi, aurons-nous un plus petit nombre d'articulations à étudier, puisque nous laisserons de côté toutes les articulations fixes, qui n'offrent pas pour le lecteur un intérêt immédiat.

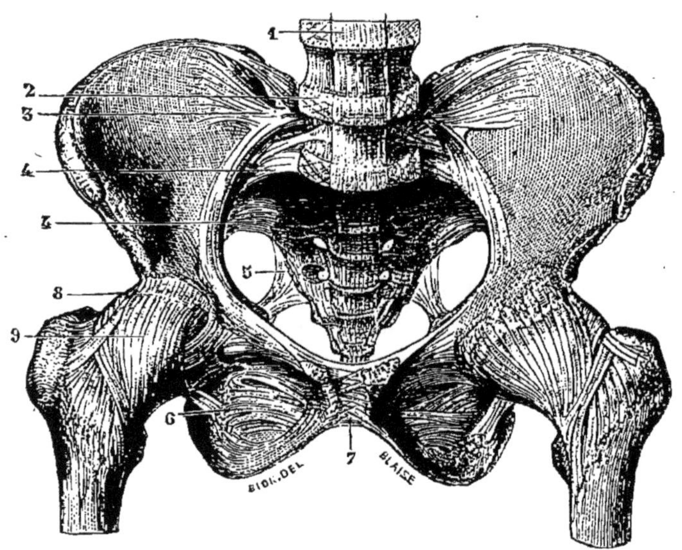

Fig. 21.

1. Grand ligament antérieure de la colonne vertébrale. — 2. Ligament interarticulaire. — 3. Ligament ilio-lombaire inférieur. — 4. Ligament sacro-iliaque antérieur. — 5. Petit ligament sacro-sciatique. — 6. Membrane obturatrice. — 7. Ligament du pubis. — 8. Capsule articulaire de l'articulation coxo-fémorale. — 9. Fibres antérieures de renforcements de la capsule.

Nous distinguerons : 1° l'*articulation du sacrum avec les os iliaques*; c'est une symphyse, par conséquent une articulation essentiellement fixe. Nous en dirons autant de 2° l'*articulation en avant des os iliaques entre eux*, ou *symphyse du pubis* et de 3° l'*articulation du sacrum avec le coccyx*.

Mais nous étudierons avec soin 4° l'*articulation de la hanche*,

5° l'*articulation du genou*, 6° l'*articulation du tibia et du péroné avec le tarse* (*cou-de-pied*).

Nous suivrons pour les *articulations du pied* un ordre analogue à celui que nous avons suivi pour celles de la main.

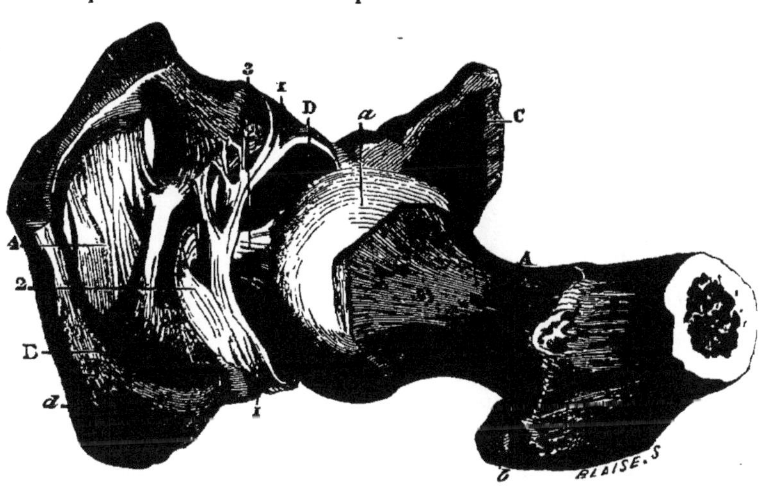

Fig. 22.

A. Partie supérieure du fémur. — *a*. Surface articulaire. — *b*. Grand trochanter. — B. Os iliaque. — C. Ilium. — *d*. Tubérosité ischiatique. — D. Cavité cotyloïde. — 1. Bourrelet cotyloïdien. — 2, 3. Ligament interarticulaire. — 4. Membrane sous-pubienne ou obturatrice.

Articulation de la hanche (*coxo-fémorale*) (fig. 21 et 22). — Cette articulation très mobile offre comme surfaces articulaires : *du côté du bassin*, la cavité cotyloïde dont le pourtour (*sourcil cotyloïdien*) présente un cartilage en forme de bourrelet, qui augmente les dimensions de la cavité, et sert à maintenir la tête du fémur.

Du côté du fémur, la tête de l'os est surmontée d'un cartilage.

Deux ligaments rattachent ces surfaces. D'abord *un manchon fibreux* qui s'insère au pourtour de la cavité cotyloïde et sur le col du fémur, puis un ligament interarticulaire (*ligament rond*) qui s'attache d'une part au fond de la cavité cotyloïde, de l'autre à la tête du fémur.

Une synoviale très importante tapisse la face interne du manchon fibreux, et facilite le glissement.

Articulation du genou (fig. 23). — Les surfaces articulaires sont formées par trois os. Le *fémur*, dont l'extrémité inférieure présente les *condyles* qui sont convexes. La *rotule*, dont la face postérieure fait partie de l'articulation. Enfin la partie supérieure du *tibia*, présentant deux plateaux qui s'articulent avec les condyles du fémur.

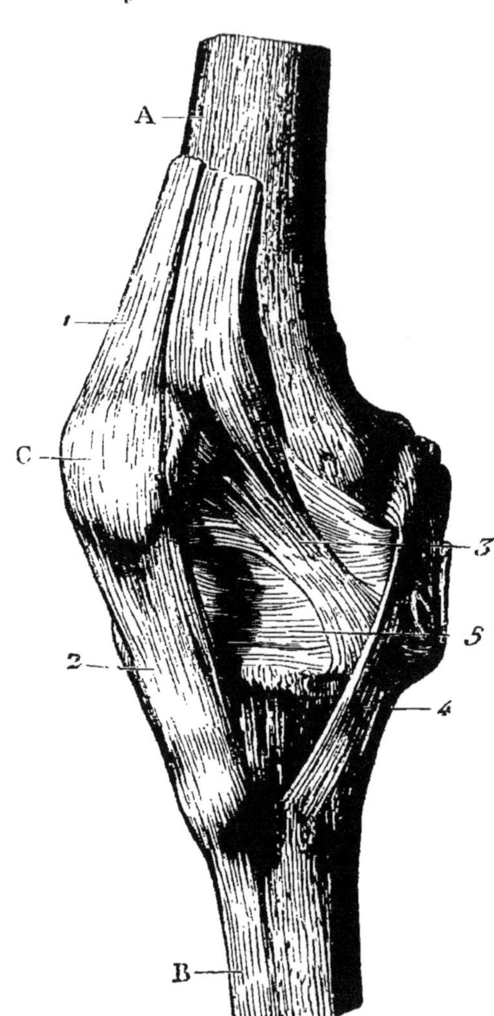

Fig. 23.

A. Fémnr.
B. Tibia.
C. Rotule.
1. Tendon du muscle droit antérieur de la cuisse.
2. Ligament roturien.
3. Ligament interne de la rotule.
4. Ligament interne de l'articulation.
5. Fibres filamenteuses se rendant au cartilage semi-lunaire.

Placés sur ces plateaux du tibia, se trouvent les deux *ligaments semi-lunaires*, ainsi nommés, parce qu'ils ont la forme d'un croissant; les condyles s'appuient sur eux.

Peu d'articulations présentent des ligaments aussi nombreux

L'articulation du genou offre en effet à considérer *un ligament latéral externe*, qui s'étend de la tubérosité externe, du fémur à la tête du péroné, un *ligament latéral interne* qui va de la tubérosité interne du fémur à la face interne du tibia. Un *ligament postérieur* formé par des expansions des tendons des muscles jumeaux, semi-membraneux, poplité. Un *ligament antérieur* qui est le tendon du triceps fémoral. Les *ligaments latéraux de la rotule* qui vont des bords de la rotule au fémur. Enfin les *ligaments croisés* placés dans l'échancrure des condyles. Ces ligaments ont la forme de la lettre **X**. L'un va du condyle externe à l'épine du tibia ; l'autre du condyle interne, derrière l'épine du tibia.

La synoviale est très développée ; elle est placée sous le tendon du triceps, et forme deux grandes poches

Articulation du tibia et du péroné. — Constatons simplement que cette articulation est double, comme celle du cubitus et du radius, dont elle est l'homologue. Entre ces deux articulations, l'espace compris entre les os est occupé également par le *ligament interosseux*.

Cette articulation est loin de présenter l'intérêt de son homologue ; elle est fixe.

Articulation du cou-de-pied ou *tibio-tarsienne.* — Cette articulation offre comme surfaces la *partie inférieure du tibia et du péroné,* formant une voûte dans laquelle est reçue l'astragale. On a déjà vu que le tibia et le péroné forment les *deux malléoles interne et externe*, qui emboîtent très bien le pied et limitent ses mouvements de latéralité, tandis qu'au contraire les mouvements d'avant en arrière et d'arrière en avant sont parfaitement libres.

Les ligaments sont : le *ligament latéral interne*, très solide, s'attachant d'une part à la malléole interne, d'autre part à l'astragale, au scaphoïde et au calcanéum, les *ligaments latéraux externes,* au nombre de trois, partant tous de la malléole externe pour se rendre à l'astragale et au calcanéum. Une synoviale complète cette articulation.

Articulations du pied. — L'astragale s'articule avec le calcanéum pour former une articulation peu mobile.

Nous ne ferons que mentionner également l'articulation de

l'astragale et du calcanéum avec le scaphoïde et le cuboïde; celle des os de la deuxième rangée du tarse, celle du tarse avec le métatarse, celle des métatarsiens entre eux; toutes ces articulations sont très peu mobiles.

L'*articulation des métatarsiens avec les phalanges* nous retiendra quelques instants. Comme à la main, les surfaces articulaires sont représentées par la tête du métatarse, qui pénètre dans la cavité glénoïde de la phalange.

Nous trouvons dans cette articulation un *bourrelet glénoïdien* et *deux ligaments latéraux*; l'un *interne*, l'autre *externe*, qui se fixent sur les côtés de la phalange.

Quant aux *articulations phalangiennes*, elles sont analogues à celles des doigts de la main.

Comme nous l'avons fait pour la colonne vertébrale, nous tirerons quelques conséquences directes de l'étude des os et des articulations du membre inférieur.

D'après le mode d'articulation du sacrum avec les os du bassin, il est facile de voir que la colonne pénètre fortement dans cette région, et lui transmet le poids des parties supérieures. Grâce à sa grande étendue, cette charge est répartie de telle sorte qu'aucune des parties du bassin n'ait à souffrir d'un poids trop considérable.

A leur tour, les os iliaques transmettent le poids à la tête des fémurs.

C'est ici que nous allons voir combien la forme et la structure des os longs sont des conditions excellentes.

La présence de la moelle dans l'intérieur de l'os lui donne naturellement de la légèreté, et de plus la mécanique démontre que la résistance est plus grande dans une colonne creuse que dans une colonne pleine; par conséquent la solidité est une conséquence de la structure des os qui forment le membre inférieur.

CHAPITRE X

Des muscles en général. — Tendons. — Aponévroses.

Les muscles sont les organes actifs du mouvement. Ils constituent ce que l'on nomme vulgairement la chair ou la viande.

La physiologie nous apprend qu'il existe deux espèces de mouvements : des *mouvements volontaires* qui, d'après leur nom, sont sous la dépendance de notre volonté, et des *mouvements involontaires* dans lesquels notre volonté n'exerce aucune action et qui s'exécutent à notre insu.

Parmi les mouvements volontaires, nous citerons celui par lequel on saisit un objet; la marche, la course sont des combinaisons de mouvements volontaires.

Parmi les mouvements involontaires, citons les mouvements de l'estomac, de l'intestin, pendant la digestion, etc.

Les muscles, organes du mouvement, diffèrent dans leur structure, suivant qu'ils exécutent des mouvements volontaires ou involontaires. Dans le premier cas, ils sont *striés*, dans le second ils sont *lisses*. Nous n'aurons ici qu'à décrire les muscles striés, puisque seuls les mouvements volontaires rentrent dans le cadre de cette étude. Nous les étudierons au point de vue A, *de leur structure*, B, *de leur forme*, C, *de leur volume*, D, *de leur insertion*, E, *de leur composition chimique*.

A. **Structure.** — En examinant les muscles au microscope, on ne tarde pas à voir qu'ils sont formés par l'assemblage de fibres distinctes nommées *faisceaux primitifs*. Chaque faisceau est cylindrique et a de $\frac{1}{100}$ à $\frac{2}{100}$ de millimètre de diamètre.

Ce qui frappe, c'est que chacun de ces faisceaux présente des stries transversales, et même quelques stries longitudinales, d'où leur nom de fibres striées.

Ces faisceaux primitifs, s'accolant entre eux, forment des *faisceaux secondaires;* de même l'accumulation des faisceaux secondaires forme les *faisceaux tertiaires*. Enfin l'ensemble total constitue le muscle, lequel est entouré d'une gaine, le *perimysium*, qui envoie des cloisons entre les faisceaux.

Les fibres lisses sont remarquables par l'absence de stries.

B. **Forme.** — La *forme* des muscles est variable et en rapport avec les fonctions spéciales qui leur sont dévolues. D'une manière générale, en s'en tenant comme pour les os à l'étude de leurs trois dimensions, nous les diviserons en *muscles longs*, *muscles larges* et *muscles courts*.

Les *muscles longs* sont surtout destinés aux membres; ces muscles sont très puissants et déterminent, par conséquent, des mouvements très étendus, ex. : le biceps.

Les *muscles larges* servent à former les parois des cavités : tels sont les muscles intercostaux, les muscles de l'abdomen.

Enfin les *muscles courts* ont pour but de mouvoir les os courts, ex. : muscles des gouttières vertébrales.

C. **Volume.** — Le *volume* des muscles est également sujet à de nombreuses variations; d'une manière générale ce volume est proportionnel à l'effort à exercer.

D. **Insertion.** — L'*insertion*, c'est-à-dire le mode d'attache, est un des points les plus importants de l'étude des muscles.

Généralement les muscles s'attachent aux os par l'intermédiaire des *tendons*, sur lesquels nous reviendrons plus tard, véritables cordes formées de tissu fibreux. Lorsque le muscle s'attache à la peau, soit par un point, soit par toute son étendue, il prend le nom de *muscle peaucier*.

Lorsqu'on examine le muscle au point de vue de ses insertions, on ne tarde pas à voir que de ses attaches, l'une est plus fixe que l'autre, d'où la dénomination d'*insertion fixe* que l'on donne à celle-ci, tandis qu'on donnera le nom d'*insertion mobile* à l'attache qui permettra le mouvement le plus considérable.

E. **Composition chimique.** — Arrivons maintenant à l'étude de la *composition chimique des muscles*.

C'est la *fibrine musculaire*, substance azotée, qui forme avec l'eau l'élément prédominant du muscle. On y trouve aussi de la graisse, diverses substances azotées et des substances minérales parmi lesquelles nous citerons le sel marin et le fer.

Nous renvoyons, pour l'étude des propriétés physiques des muscles au chapitre relatif à la physiologie.

Sous le nom de *tendons*, on désigne, ainsi que nous l'avons déjà vu, les cordes fibreuses qui rattachent le muscle à l'os;

les tendons sont constitués par des fibres qui souvent s'enchevêtrent : les tendons sont désignés à tort par les gens du monde sous le nom de nerfs, cette erreur est d'autant plus grande que les nerfs sont très mous.

Ce qui frappe dans l'étude des tendons c'est la facilité avec laquelle ces organes s'ossifient. Chez les grosses volailles, la dinde par exemple, il est facile de voir que les tendons appartenant aux muscles des membres ont presque la consistance des os.

Pour compléter l'étude anatomique des muscles, nous devons nous occuper maintenant des *aponévroses*.

On désigne sous ce nom des toiles inextensibles, mais flexibles qui entourent les muscles et les empêchent, lors de leur contraction, de se déplacer.

Quelques anatomistes préfèrent désigner ces organes sous le nom de *fascias* (bandelette) ; il est certain que cette expression est bien plus exacte que l'autre, le mot aponévrose ayant été donné par les anciens, qui attribuaient à tort une origine nerveuse à ces toiles.

Non seulement les aponévroses sont pour les muscles des moyens de contention, mais encore, dans certaines circonstances, on voit les fibres musculaires s'y rattacher comme à un tendon, de sorte que l'aponévrose peut être, dans ce cas, regardée comme un tendon étalé, d'où les noms d'*aponévrose d'insertion* ou d'*aponevrose de contention*, par lesquels on distingue leurs usages.

L'aspect des aponévroses est d'un blanc nacré caractéristique, et du reste, le développement du système aponévrotique est autant que celui du système musculaire en rapport avec l'exercice. Les athlètes ont des aponévroses très puissantes; il en est de même des grands carnassiers (tigre, lion, etc.).

Terminons en disant que les aponévroses d'insertion, jouant le rôle de tendons, ont une structure très analogue à ces organes; on y trouve des fibres tendineuses parallèles, faisant suite aux fibres musculaires.

Au contraire, dans les aponévroses de contention, nous trouvons des fibres élastiques, de telle sorte qu'elles prêtent sous l'influence de la contraction du muscle.

CHAPITRE XI

Exposé sommaire du système nerveux.

L'étude générale des os, des articulations et des muscles doit être complétée par quelques notions très sommaires sur le système nerveux, car tous les mouvements sont liés à l'action de ce système, et pour ainsi dire sous sa présidence.

Sans doute il y a quelques mouvements dans la machine humaine qui s'effectuent sous l'influence d'une force purement physique; les *ligaments jaunes* de la colonne vertébrale possèdent des mouvements dus à l'élasticité, et dans lesquels le système nerveux n'a rien à voir; mais encore une fois, c'est une exception à la règle. Nous devons donc jeter un coup d'œil rapide sur ce système.

Le système nerveux, qui préside aux mouvements volontaires, se compose de parties centrales, l'*encéphale* et la *moelle épinière*, et de cordons blancs particuliers, les *nerfs*.

L'*encéphale* est logé dans la boîte osseuse du crâne et comprend le *cerveau*, le *cervelet* et l'*isthme de l'encéphale* ou *moelle allongée*.

Le *cerveau* forme la partie la plus volumineuse de l'encéphale. Il occupe toute la région antérieure et supérieure du crâne, pèse 1,250 gr. environ et prend un grand développement par le travail intellectuel; il n'est pas inutile de faire voir en passant qu'il y a une gymnastique du cerveau, de même qu'il existe une gymnastique des muscles, et que le cerveau est peu développé chez les gens qui ne se livrent à aucun travail intellectuel.

Le cerveau est formé de deux moitiés nommées *hémisphères cérébraux*, réunis par une bande blanche, le *corps calleux*.

La surface des hémisphères, loin d'être lisse, présente des dépressions et des éminences sous forme de replis : les *circonvolutions cérébrales*. L'intérieur du cerveau n'est pas plein; les diverses cavités qu'il renferme portent le nom de *ventricules*. En examinant le cerveau par la face inférieure, il est facile de voir qu'il se détache de cette face divers cordons blancs, divisés par paires ; ce sont les premières paires de nerfs crâniens.

Dans la partie postérieure et inférieure du crâne se trouve logé le *cervelet*, seconde partie de l'encéphale, qui est séparé du cerveau par une toile, la *tente du cervelet;* cet organe est également formé de deux segments, les *hémisphères du cervelet.* Le poids du cervelet est de 150 gr. environ.

L'*isthme de l'encéphale*, ou *moelle allongée*, est placée entre le cerveau et le cervelet, et entre le cerveau et la moelle épinière, ce qui justifie son nom d'*isthme.* Nous nous contenterons de dire que cette région est placée au-dessus de la moelle épinière, à laquelle elle est unie par une portion renflée, le *bulbe rachidien.*

La *moelle épinière* (fig. 24) est une masse blanche, logée dans le canal que forment entre elles les vertèbres par leur superposition (*canal vertébral*).

Elle commence au bulbe rachidien, et se termine vers la deuxième lombaire environ, par un faisceau nerveux qui se prolonge dans le canal vertébral, formant la *queue de cheval.*

La moelle épinière est divisée en deux moitiés symétriques, et chacune de ces moitiés est subdivisée à son tour en trois segments.

De la moelle épinière, et sur toute sa longueur, naissent des nerfs qui sortent en dehors par des trous de la colonne vertébrale (*trous de conjugaison*) et vont se répandre dans toutes les parties du corps : ce sont les *nerfs rachidiens.*

Ajoutons, pour terminer cet exposé très sommaire, que les centres nerveux sont recouverts par trois membranes qui sont, en allant de dedans en dehors : 1° la *pie-mère* ; 2° l'*arachnoïde*; 3° la *dure mère.* Cette dernière est en rapport avec les os du crâne ou avec le canal vertébral.

Ces trois membranes portent des nerfs, nom commun de *méninges.*

On donne ce nom à des cordons blancs qui partent des centres nerveux et qui vont se rendre dans les organes auxquels ils sont destinés.

Nous distinguerons les nerfs, d'après leur origine, en *nerfs crâniens*, qui naissent de l'encéphale et en *nerfs rachidiens*, qui ont pour origine la moelle épinière.

Les *nerfs crâniens* sont au nombre de 12 paires.

Les nerfs rachidiens sont au nombre de 31 paires, qui naissent de la moelle épinière par deux racines, l'une placée en avant (*racine antérieure*), l'autre en arrière (*racine postérieure*) (fig. 24).

Nous verrons plus loin l'importance de ces deux racines qui ont chacune une fonction spéciale.

CHAPITRE XII

Physiologie des muscles.

Les propriétés des muscles, dont nous avons fait l'étude dans le chapitre X, ont pour résultat le mouvement.

Nous allons maintenant étudier rapidement d'après quelles lois générales le mouvement s'exécute, et les différentes dénominations qu'on peut donner aux muscles, suivant les mouvements qu'ils impriment aux os et aux articulations.

Au point de vue où nous nous plaçons, nous pouvons dire que les muscles agissent par *traction;* c'est par la traction du biceps sur le radius que l'avant-bras est fléchi sur le bras.

On désignera sous le nom de *muscles antagonistes*, ceux qui ont des mouvements absolument opposés, et pour ne pas anticiper sur l'étude particulière des muscles, nous citerons des exemples sans y joindre les noms. On sait que l'avant-bras peut se rapprocher ou s'éloigner du bras; les muscles qui servent au rapprochement seront les antagonistes de ceux qui servent à son éloignement.

On désignera au contraire sous le nom de *congénères* des muscles qui ont le même but.

On appelle muscles *fléchisseurs* ceux qui ont pour but de rapprocher un os d'un autre, et muscles *extenseurs* leurs antagonistes, c'est-à-dire ceux qui éloignent l'os de l'autre.

Les muscles sont dits *abducteurs* lorsqu'ils éloignent le

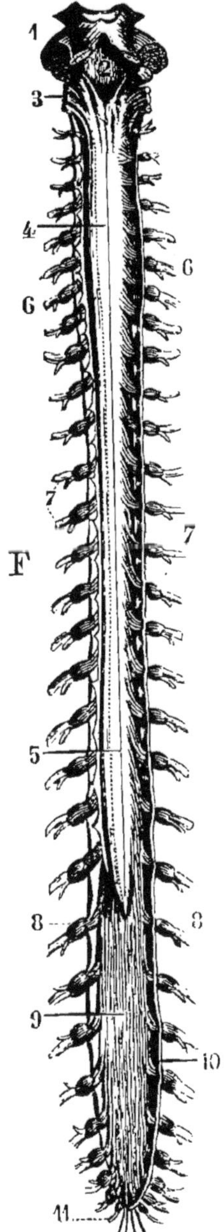

Fig. 24.
4. Moelle épinière. — 6. 7. 8. Origine des nerfs rachidiens.

membre de l'axe du corps, *adducteurs*, lorsqu'ils les rapprochent.

Si le muscle fait tourner le membre, il est dit *rotateur*.

Les muscles qui déterminent une demi-rotation du membre de dedans en dehors, sont dits *supinateurs*. La main est donc en supination dans la position du soldat sans armes, le petit doigt placé sur la couture du pantalon, le pouce en dehors : les os de l'avant-bras sont alors parallèles.

Les antagonistes des supinateurs sont les *muscles pronateurs*, qui, au contraire, font exécuter une demi-rotation de dehors en dedans. Aussi, dans l'attitude ordinaire, la main est en pronation et les os de l'avant-bras croisés l'un sur l'autre.

On verra combien ces considérations ont d'importance par la suite.

Voyons maintenant comment les muscles sont mis en mouvement, nous n'aurons plus ensuite qu'à appliquer ces notions générales à chaque région en particulier, pour nous rendre compte des faits d'une manière précise.

Les seuls mouvements dont nous ayons à nous occuper sont sous l'influence de notre volonté et il est nécessaire d'établir dans quelles conditions ils se produisent.

Supposons une personne piquée à un doigt ; que va-t-il, arriver? L'impression douloureuse chemine par le nerf de la région jusqu'à la moelle épinière, où elle arrive par la *racine postérieure* du nerf qui est chargée de conduire l'impression sensible. Par la moelle, cette impression arrive au cerveau, celui-ci la recueille et donne ordre par la *racine antérieure* de contracter les muscles, afin que le doigt s'éloigne de l'objet qui a déterminé la sensation douloureuse. La racine antérieure est donc destinée au mouvement. La postérieure à la sensibilité.

Les faits que nous venons d'indiquer ont été clairement démontrés par les expériences de Bell et de Magendie.

Nous le résumerons de la façon suivante : en coupant *les racines postérieures* des nerfs qui se rendent à la cuisse d'un animal, le membre devient insensible, mais peut se mouvoir.

Si, au contraire, on coupe *les racines antérieures*, le membre reste sensible mais est paralysé du mouvement.

Pour détruire à la fois le mouvement et la sensibilité, il faut couper les deux racines.

En somme, les nerfs rachidiens sont des nerfs *mixtes*, qui servent à transmettre à la fois le mouvement et la sensibilité. Le mouvement a lieu par l'intermédiaire de la racine antérieure, la sensibilité par l'intermédiaire de la racine postérieure.

Il est facile de voir maintenant quel intérêt s'attache à l'étude sommaire des nerfs et de leurs propriétés principales.

Le mouvement peut être également déterminé par la volonté, c'est surtout le cas de l'homme qui fait de la gymnastique, chez lequel les divers mouvements auxquels il se livre ont pour point de départ le désir de développer ses muscles.

Étudions maintenant les diverses conditions du mouvement dans les muscles eux-mêmes.

Nous étudierons d'abord les propriétés particulières des muscles qui sont : 1° la *contractilité ;* 2° l'*élasticité ;* 3° la *tonicité;* 4° la *sensibilité.*

1° Contractilité musculaire. — On désigne ainsi la propriété que possède la fibre musculaire de diminuer de longueur par le rapprochement de ses deux extrémités.

Cette contraction de la fibre musculaire a lieu sous l'influence de la volonté et de certains excitants physiques ou chimiques (électricité, acides, froid, etc.).

La contractilité de la fibre musculaire est une propriété qui lui appartient en propre, et qui n'est en rien sous l'influence des filets nerveux qui sont répandus dans cette fibre. Pour le prouver, l'illustre physiologiste français Claude Bernard prenait du *curare,* poison avec lequel les Indiens de l'Amérique du Sud enduisent leurs flèches et qui a pour propriété de détruire le pouvoir excito-moteur des nerfs : une petite quantité de ce curare introduit sous la peau d'une grenouille, détruisait donc l'action du système nerveux, et cependant un courant électrique qu'il faisait passer dans les muscles de l'animal déterminait leur contraction.

Cherchons maintenant à faire l'analyse sommaire de la contraction du muscle.

Au moment où l'excitation se produit, le muscle reste un

laps de temps très faible en repos, puis la contraction a lieu; elle dure un temps donné ; et enfin le muscle reprend son état de repos. Helmholtz et Marey ont parfaitement démontré ces faits en faisant, pour ainsi dire, écrire au muscle en étude, les diverses phases de sa contraction.

L'instrument nommé *myographe* est constitué en principe par un cylindre recouvert d'une feuille de papier qui tourne autour de son axe ; on suspend un muscle à côté, après avoir eu soin d'attacher un crayon à son extrémité : la pointe du crayon vient butter contre le papier du cylindre. Les choses étant en état, il est bien évident que la ligne tracée par le crayon sera une horizontale (fig. 24 *bis*) ; mais vient-on à contracter le muscle

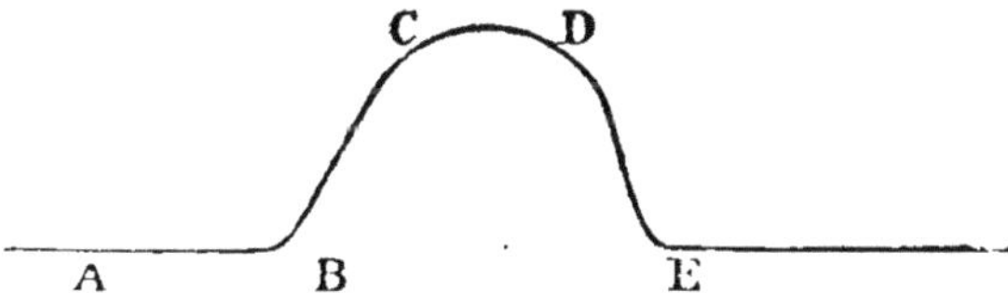

Fig. 24 *bis*.

à l'aide d'un courant électrique, immédiatement le muscle se contractant élèvera la pointe du crayon qui tracera sur le papier une oblique BC ; partant du point B de l'horizontale, tant que la contraction durera elle se traduira par une nouvelle horizontale CD et enfin au moment où elle cessera le crayon marquera une nouvelle oblique DE sur le papier.

Enfin Marey a construit également des *pinces myographiques*, destinées à donner la valeur du *gonflement* d'un muscle, car en conçoit que pendant le phénomène de la contraction, le muscle gagne en grosseur ce qu'il perd en longueur.

On désigne sous le nom de *force de contraction d'un muscle* ou de *force musculaire absolue* le poids nécessaire pour neutraliser un mouvement.

On a calculé que pour les muscles du mollet, chez l'homme, cette force, pouvait être évaluée à huit kilogrammes par centimètre carré.

Bien que le muscle augmente de volume transversalement pendant sa contraction, comme il perd en longueur ce qu'il gagne en épaisseur, son volume total n'est pas changé sensiblement.

La contraction musculaire s'accompagne de phénomènes chimiques très intéressants, et que nous allons résumer rapidement. Pendant sa contraction, le muscle respire, c'est-à-dire qu'il absorbe de l'oxgyène et qu'il exhale de l'acide carbonique. Il semble résulter de faits récents que les matériaux qui servent à la respiration des muscles sont les substances riches en hydrogène et en charbon (graisses, huiles, etc.).

L'anglais Harting a opéré sur lui-même, et, s'étant soumis journellement à une alimentation composée de 1500 grammes de viande, en ayant eu soin d'éliminer de cette alimentation les corps gras, est devenu d'une faiblesse musculaire extrême, sous l'influence de ce régime.

La combustion musculaire doit développer de la chaleur, et en effet, l'expérience démontre que toutes les fois qu'un muscle se contracte, une partie du travail musculaire aura pour but de vaincre la résistance, tandis que l'autre partie du travail se traduira par une élévation de température.

Nous ne terminerons pas l'étude de la contractilité musculaire sans donner quelques détails sur l'action de certaines substances qui la favorisent ou qui la détruisent.

Prévost (de Genève) a démontré que la *vératrine*, substance spéciale tirée des plantes du genre *veratrum*, avait la propriété d'augmenter considérablement la contractilité musculaire.

D'autre part certains poisons l'anéantissent, tels sont le *sulfocyanure de potassium*, les *sels de potassium* en général et certaines substances végétales tirées de plantes des pays chauds (*upas antiar*, etc.).

2° **Élasticité**. — Les muscles sont élastiques, c'est-à-dire que à l'état de repos, lorsqu'on vient à les distendre, ils tendent à reprendre leur position première. L'élasticité dans les muscles est *faible*, c'est-à-dire que l'allongement est facile et le retour en position peu énergique; elle est également *parfaite*, c'est-à-dire que le retour à l'état primitif se fait très bien.

L'élasticité est-elle une propriété purement physique du muscle? Non, car on a observé que sur les muscles tenus trop longtemps au repos, qui ont souffert au point de vue de leur nutrition, l'élasticité est moins parfaite.

En dehors de ces phénomènes particuliers à l'élasticité musculaire, nous pouvons dire que cette élasticité présente les autres conditions qu'on observe chez les substances minérales. Vient-on à suspendre des poids aux muscles puis à les retirer, les muscles reprendront leur première longueur; mais si on place un poids trop lourd, la limite d'élasticité est dépassée et le muscle reste allongé.

3° **Tonicité.** — On donne ce nom, à la propriété que possèdent les muscles, lorsqu'ils ne sont pas en contraction proprement dite, d'être dans un état de tension spéciale, ou si l'on veut de demi-contraction; il est vrai d'ajouter que cette tonicité est sous l'influence du système nerveux, et qu'elle disparaît dès qu'on coupe les nerfs qui se rendent aux muscles.

4° **Sensibilité.** — Les muscles possèdent en dehors de la sensibilité nerveuse une sensibilité spéciale, dite *musculaire*. En soulevant les uns après les autres des poids, Weber a démontré qu'on les distingue très bien les uns des autres, à la condition qu'ils diffèrent de 1/17e de leur poids, chacun sait par expérience que cette sensibilité est bien plus délicate que celle qui résulterait de l'application des mêmes poids sur la peau.

CHAPITRE XIII

Muscles en particulier. — Muscles du dos et de la nuque.

Avant d'aborder l'étude particulière des muscles, nous devons avant tout dire qu'il y a grand intérêt à les étudier dans un ordre qui sera toujours le même.

Sans doute, il résulte de cette manière de procéder une certaine monotonie apparente; mais les descriptions y gagnent en clarté, et l'élève retient d'autant mieux qu'il sait qu'il a toujours le même ordre à suivre pour l'étude de chacun des muscles.

Nous examinerons successivement : 1° ses *insertions*; 2° ses *rapports* s'il y a lieu ; 3° ses *usages*.

En traitant des usages des muscles, nous faisons en réalité

de la physiologie, et par conséquent nous sortons un peu du programme que nous nous étions imposé de traiter la partie physiologique du mouvement après la partie anatomique; mais, d'autre part, nous croyons être plus clair en procédant ainsi, par conséquent rendre service à l'élève.

Les muscles du dos et de la nuque sont larges et étalés : généralement minces; nous distinguerons :

1° **Trapèze** (fig. 25). — *Insertions :* large, triangulaire, s'attache à l'*apophyse épineuse de la septième vertèbre cervicale*, aux *apophyses épineuses des dix premières dorsales,* en haut à l'*occipital*, en dehors au *bord supérieur* de la *clavicule*, de l'*acromion* et de l'*épine de l'omoplate.*

Rapports. — Recouvre les muscles profonds, un peu en bas le grand dorsal.

Usages. — Il élève le moignon de l'épaule, étend la tête.

2° **Grand dorsal** (fig. 25). — *Insertions :* Muscle très étendu, s'attachant aux *apophyses épineuses des six dernières vertèbres dorsales*, à la *partie postérieure de la crête iliaque*, à la *crête du sacrum*, à la *face externe des dernières côtes.*

Les fibres se portent alors en dehors et vont s'attacher *au fond de la coulisse bicipitale de l'humérus.*

Usages. — Il abaisse le moignon de l'épaule, porte le bras en arrière, et en dedans il élève les côtes dans l'acte de la respiration et joue un très grand rôle dans l'*action de grimper*, car fixé à l'humérus, par sa contraction, il élève le corps.

3° **Rhomboïde** (fig. 26). — *Insertions :* Ce muscle a la forme losangique, s'attache en dedans au *ligament de la nuque,* ainsi qu'*aux apophyses épineuses de la septième vertèbre cervicale* et *des cinq premières dorsales*, en dehors, au *bord spinal de l'omoplate.*

Usages. — Il abaisse le moignon de l'épaule, et tend à appliquer le bord spinal de l'omoplate contre le tronc. Congénère du grand dorsal et antagoniste du trapèze.

4° **Petits dentelés postérieurs** (fig. 26). — Au nombre de deux de chaque côté, ces muscles se divisent en *supérieur* et en *inférieur.*

Le petit dentelé postérieur et supérieur, présente comme *insertions le ligament de la nuque, les apophyses épineuses de la sep-*

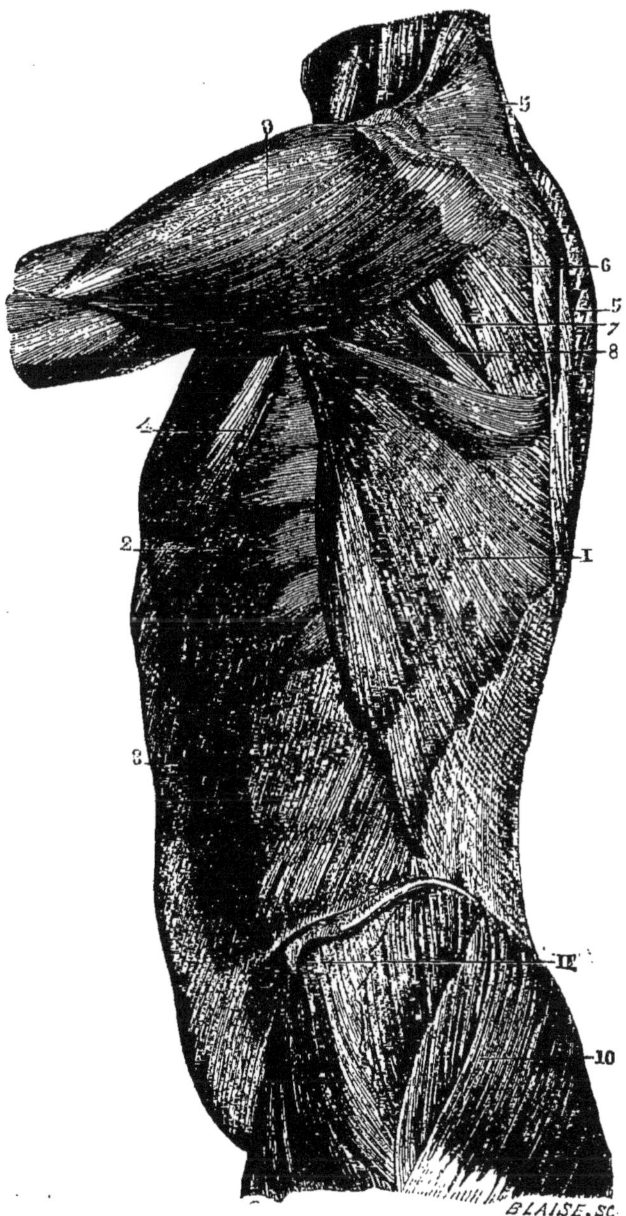

Fig. 25.

1. Muscle grand dorsal. — 2. M. graud dentelé. — 3. M. graud oblique. — 4. M. grand pectoral. — 5, 5. M. trapèze. — 6. M. sous-épineux. — 7. M. petit rond. — 8. M. grand rond. — 9. M. deltoïde. — 10. M. grand fessier. — 11. M. moyen fessier.

tième vertèbre cervicale et des trois premières dorsales, en dehors : *à la face externe des 2ᵉ, 3ᵉ, 4ᵉ et 5ᵉ côtes.*

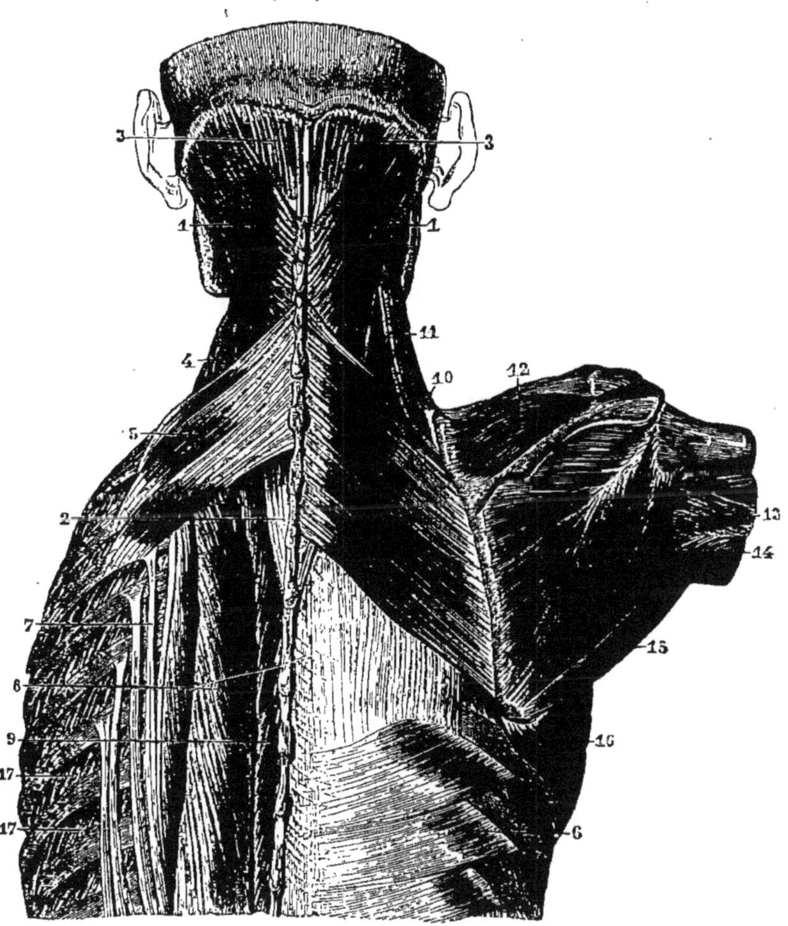

Fig. 26.

1, 1. Muscles splénius. — 2. Son attache inférieure. — 3. M. grand complexus. — 4. M. transversaire du cou. — 5. M. petit dentelé supérieure. — 6. M. petit dentelé inférieur. — 7. M. sacro-lombaire. — 8. M. long dorsal. — 9. M. transversaire épineux. — 10. M. rhomboïde. — 11. M. angulaire de l'omoplate. — 12. M. sus-épineux. — 13. M. sous-épineux. — 14. M. petit rond. — 15. M. grand rond. — 16. M. grand dentelé. — 17. Muscles intercostaux externes.

Le petit dentelé postérieur et inférieur s'attache *en dedans aux apophyses épineuses des deux dernières vertèbres dorsales et des trois premières lombaires*; en dehors, *au bord inférieur des quatre dernières côtes.*

5.

Usages. — Entre les dentelés, tendue par eux se trouve une aponévrose qui sert à former une gaine pour contenir les muscles de l'épine dorsale.

5° **Angulaire de l'omoplate** (fig. 26).—Ce muscle fait partie de la région externe de la nuque. *Insertions :* en haut et en dedans, il s'attache *aux quatre premières cervicales*, en dehors, à *l'omoplate.*

Usages.—Il élève l'angle interne de l'omoplate, par conséquent il abaisse l'angle externe et le moignon de l'épaule. Congénère du grand dorsal et du rhomboïde; antagoniste du trapèze.

6° **Splenius** (fig. 26).—Large, aplati. *Insertions :* en dedans, *au ligament de la nuque, à la septième cervicale et aux cinq premières dorsales*, le muscle se prolonge en haut et en dehors en deux faisceaux, qui s'attachent l'un à *l'occipital et à l'apophyse mastoïde du temporal;* l'autre aux *trois premières cervicales.*

Rapports. —Les deux splénius forment entre eux un triangle à base supérieure, dans l'intérieur duquel on aperçoit *le grand complexus.*

Usages. — Étend la tête; fait tourner la face de son côté.

7° **Grand complexus** (fig. 26). — *Insertions :* en bas *aux quatre dernières cervicales et aux six premières dorsales*; en haut à *l'occipital.*

Rapports. — Les bords internes des deux grands complexus forment la gouttière de la nuque.

Usages. — Étend la tête.

8° **Petit complexus** (fig. 27). — En dehors du précédent.

Insertions. — Naît en bas *des cinq dernières cervicales* par cinq petits tendons; en haut, à *l'apophyse mastoïde.*

Usages. — Incline la tête latéralement.

9° **Transversaire du cou** (fig. 27). — Muscle très grêle. *Insertions :* en bas *aux* 2e, 3e, 4e, 5e, 6e *vertèbres dorsales*, par de petites languettes ; en haut, aux *cinq dernières cervicales.*

Usages. — Il étend la colonne vertébrale.

10° **Grand droit postérieur de la tête** (fig. 27).— *Insertions :* en bas à *l'apophyse épineuse de l'axis*, en haut à *l'occipital.*

Rapports. — Les deux grands droits réunis forment un triangle à base supérieure dans lequel se trouvent les *muscles petits droits.*

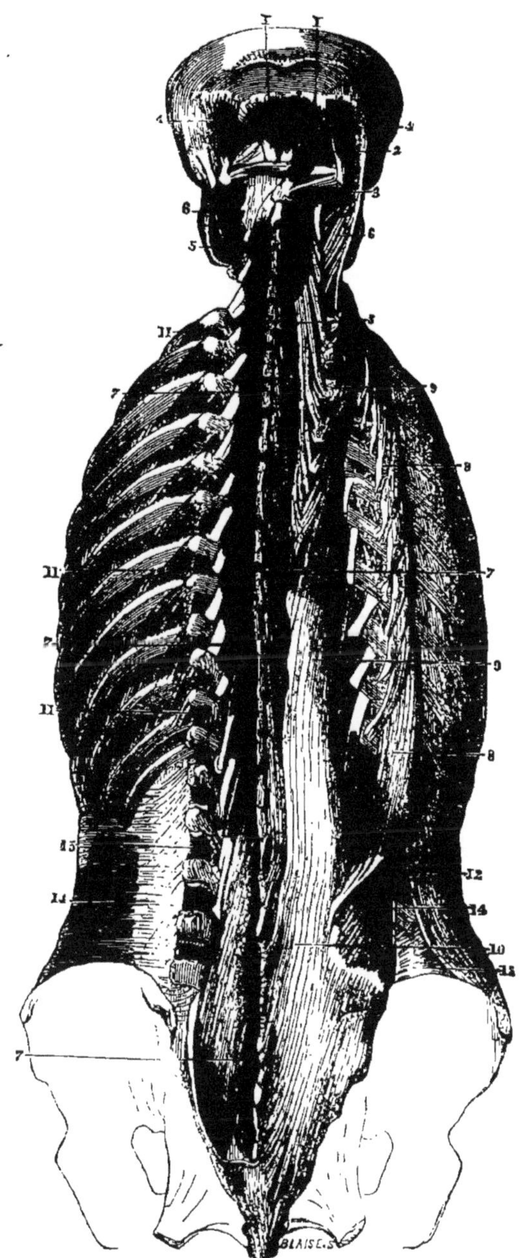

Fig. 27.

1, 1. Muscle petit droit postérieur de la tête. — 2. M. grand droit postérieur de la tête. — 3. M. grand oblique postérieur de la tête. — 4. M. petit oblique postérieur de la tête. — 5, 5. M. interépineux. — 6, 6. M. petit complexus. — 7, 7, 7. M. transversaire épineux du cou, du dos et des lombes. — 8. M. sacro-lombaire. — 9, 9. M. long dorsal. — 10. Masse commune des muscles spinaux postérieurs. — 11, 11, 11. Muscles surcostaux. — 12. M. grand oblique. — 13 M. petit oblique. — 14. M. transverse. — 15. M. intertransversaire des lombes.

Usages. — Étend la tête et tourne la face du même côté.

11° **Petit droit postérieur de la tête** (fig. 27). — Muscle en éventail. *Insertions :* en bas, à l'*atlas*, en haut, à l'*occipital.*

Usages. — Étend la tête.

12° **Grand oblique de la tête** (*oblique inférieur*) (fig. 27). — *Insertions :* en dedans, à l'*apophyse épineuse de l'axis* ; en dehors, l'*apophyse transverse de l'atlas.*

Usages. — Fait tourner la face de son côté.

13° **Petit oblique de la tête** (*oblique supérieur*) (fig. 27). — *Insertions :* en bas, à l'*apophyse transverse de l'atlas* ; en haut, à l'*occipital.*

Usages. — Étend la tête et l'incline par côté.

Les muscles dont nous allons parler maintenant occupent les *gouttières vertébrales* (fig. 27).

Pour bien comprendre leur situation respective, il faut savoir qu'ils forment deux plans, l'un superficiel, l'autre profond.

Les muscles superficiels naissent en bas d'une masse charnue (*masse commune*), qui se subdivise et forme deux muscles, l'un en dedans, le *long dorsal*, l'autre en dehors, le *sacro-lombaire.* La couche profonde est constituée par le *transversaire épineux.*

Étudions d'abord la couche superficielle :

La *masse commune* est située sous l'aponévrose d'insertion du grand dorsal ; elle s'attache elle-même à une forte aponévrose, qui la recouvre et qui s'insère à l'*os iliaque*, *aux vertèbres lombaires et aux dernières dorsales.*

La masse commune forme les muscles cités plus haut, savoir :

14° **Sacro-lombaire.** — Muscle externe, ayant la forme d'une feuille de palmier. *Insertions :* en bas, à la *masse commune* ; en haut et en dehors, *aux douze côtes et aux cinq dernières cervicales.*

15° **Long dorsal.** — En dedans du précédent. *Insertions :* en bas, à la *masse commune* ; en dehors, ce muscle présente des faisceaux qui vont s'attacher *aux vertèbres lombaires, aux douze côtes, aux vertèbres dorsales* ; certains faisceaux rattachent les *apophyses épineuses lombaires aux apophyses épineuses dorsales.*

La couche profonde comprend :

16° **Transversaire épineux** (fig. 27). — Ce muscle occupe les gouttières vertébrales, du haut en bas de la colonne.

Nous n'avons pas à étudier en détail, mais il est très important de savoir qu'*il est formé de petites languettes allant des apophyses transverses aux apophyses épineuses.*

Usages. — Les muscles des gouttières vertébrales étendent la colonne vertébrale et luttent contre l'action de la pesanteur, qui l'entraîne en avant; inclinent la colonne vertébrale de leur côté.

Entre les vertèbres cervicales et les vertèbres lombaires, se trouvent encore :

17° Les **Interépineux**, allant d'*une apophyse épineuse à l'autre.*

18° Et les **Intertransversaires**, allant d'*une apophyse transverse à l'autre.*

CHAPITRE XIV

Muscles de l'abdomen, du thorax et du cou.

A. RÉGION DE L'ABDOMEN.

1° **Grand oblique** (fig. 28). — Muscle large mais très mince.

Insertions. — En dehors, par des languettes, *à la face externe des huit dernières côtes* ; en bas, *à la crête iliaque* et *à l'aponévrose du grand oblique.*

L'étude de *l'aponévrose du grand oblique* doit accompagner celle du muscle ; nous dirons que cette aponévrose s'étend de *l'extrémité inférieure du sternum* à la *symphyse du pubis*, d'une part, et *de la symphyse du pubis à l'épine iliaque antéro-supérieure* de l'autre.

Sur la ligne médiane, entre le sternum et la symphyse, l'aponévrose de droite, s'unissant avec celle de gauche, forme *la ligne blanche.*

Entre la symphyse et l'épine iliaque (antéro-supérieure), se trouve tendu un ligament auquel on donne le nom de *ligament de Fallope de Poupart* ou *d'arcade crurale.*

Usages. — En se contractant, ce muscle rétrécit dans le sens transversal la cavité de l'abdomen ; il abaisse les côtes et fléchit le tronc. Il fait tourner le tronc du côté opposé.

2° **Petit oblique** (fig. 28). — Ce muscle est recouvert par le précédent.

Insertions. — S'attache en arrière, *à l'aponévrose abdominale postérieure;* en haut, *aux dernières côtes;* en bas, à *la crête iliaque;* en dedans, à *l'aponévrose du petit oblique*, qui concourt, en s'accolant à celle du côté opposé, à former la ligne blanche.

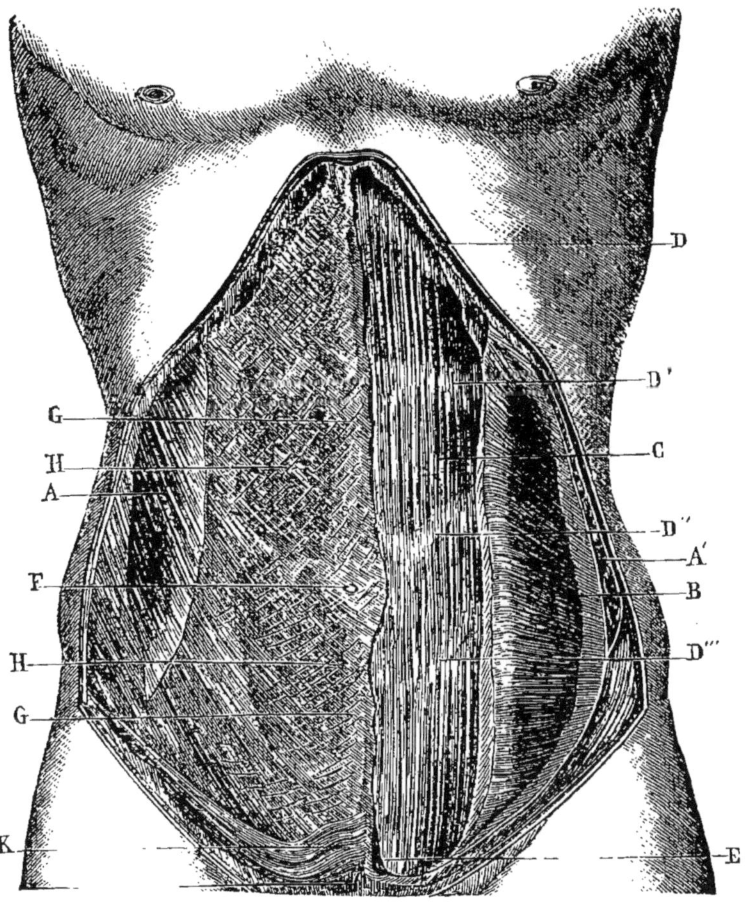

Fig. 28.

A, A. Muscle grand oblique. — Muscle petit oblique. — C. Grand droit. — D, D', D'', D'''. Intersections aponévrotiques du grand droit. — E. Pyramidal. — F. Anneau ombilical. — G, G. Ligne blanche. — H, H. Feuillet antérieur de l'aponévrose du grand droit. — K. Fibres arciformes.

Usages. — En se contractant tous deux, ils rétrécissent l'abdomen transversalement; si un seul se contracte, il fait tourner le tronc de son côté.

3° **Transverse** (fig. 29). — Regardé, par beaucoup d'anatomistes, comme la continuation du triangulaire du sternum que nous étudierons plus loin.

Insertions. — A la face interne des six dernières côtes ; à la crête iliaque, à la région lombaire de la colonne vertébrale, par une aponévrose dont il a été déjà question (*aponévrose abdominale postérieure*).

Usages. — Rétrécit transversalement le ventre.

4° **Grand droit antérieur** (fig. 28). — Muscle long, vertical.

Insertions. — En bas, *au pubis* ; en haut, par des tendons *à l'appendice xiphoïde, et aux cartilages des 7e, 6e et 5e côtes.*

Les deux muscles droits se rejoignent au niveau de la ligne blanche.

Le muscle droit présente en avant de son insertion inférieure un petit muscle, *le pyramidal.*

Usages. — Comprime les organes contenus dans l'abdomen fléchit le tronc en prenant en bas son point fixe.

5° **Carré des lombes** (fig. 29). — Muscle épais.

Insertions. — En bas, *à la crête iliaque, et aux dernières lombaires* ; en haut, à la 12e *côte.*

Usages. — Abaisse la 12e côte, incline par côté la colonne vertébrale et le tronc.

B. RÉGION DU THORAX OU POITRINE.

1° **Grand pectoral** (fig. 30). — Placé à la partie supérieure et antérieure de la poitrine.

Insertions. — En dedans, à *la partie interne de la clavicule au sternum, aux 6 premiers côtés* ; en dehors, *au bord antérieur de la coulisse bicipitale de l'humérus.*

Rapports. — Le muscle grand pectoral forme la paroi antérieure du creux de l'aisselle.

Usages. — Adducteur du bras, porte le bras en avant, rotateur du bras en dedans, c'est ce muscle qui fait croiser les bras en avant. L'humérus étant fixé, il joue un rôle dans l'action de grimper.

2° **Petit pectoral.** — Au-dessous du précédent, triangulaire.

Insertions. — En bas, *aux* 3e, 4e et 5e *côtes* ; en haut, *à l'apophyse coracoïde de l'omoplate.*

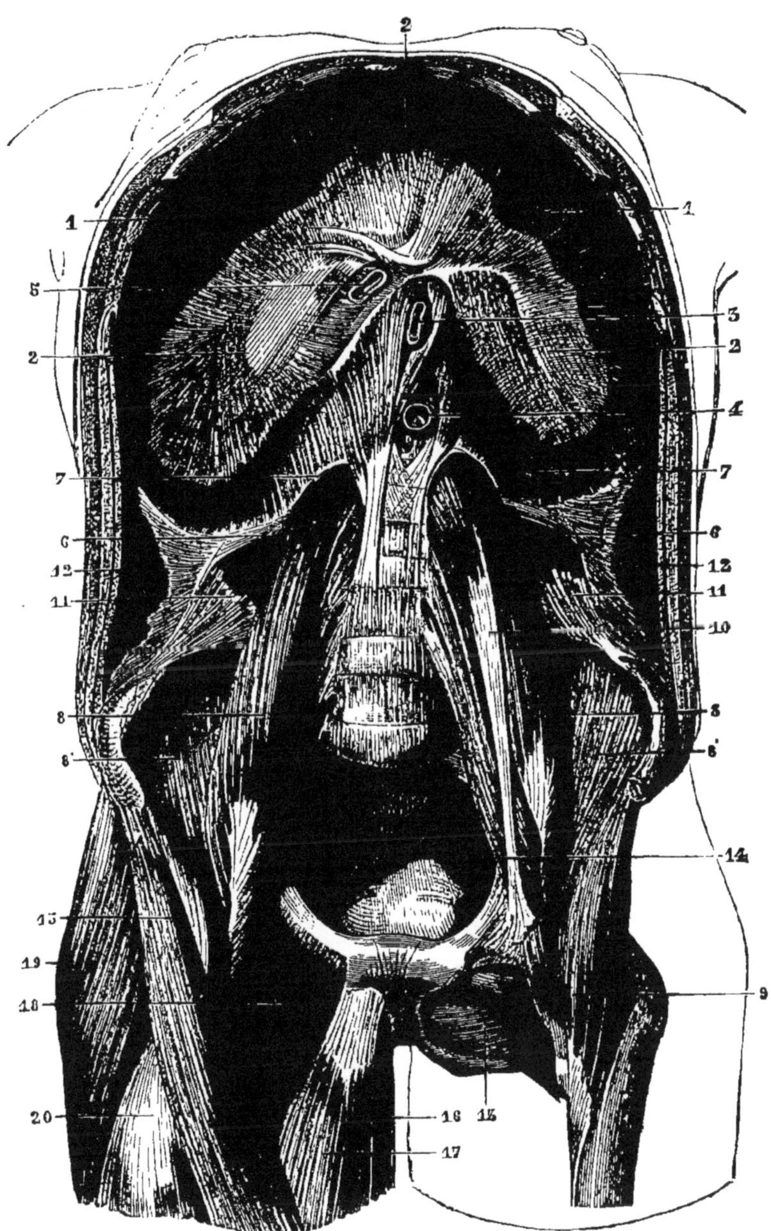

Fig. 29.

1. Muscle diaphragme. — 2, 2, 2. Centre phrénique. — 3. Orifice œsophagien. — 4. Orifice aortique. — 5. Orifice de la veine cave ascendante. — 6. Ligament cintré. — 7. Arcade interne sous lequel passe le psoas. — 8. Muscle psoas. — 8'. Portion iliaque du psoas. — 9. Tendon du psoas et de l'iliaque réunis. — 10. Muscle petit psoas. — 11. M. carré des lombes. — 12. M. transverse de l'abdomen. — 13. M. obturateur externe. — 14. M. pyramidal. — 15. M. couturier. — 16. M. droit interne. — 17. M. premier adducteur ou adducteur moyen. — 18. M. pectiné. — 19. M. *fascia lata*. — 20. M. droit antérieur de la cuisse.

Usages. — Abaisse le moignon de l'épaule, élève les côtes.

3° **Sous-clavier.** — Comme son nom l'indique, il est placé sous la clavicule ; c'est un muscle grêle.

Insertions. — En dedans, *à la 1re côte;* en dehors, à *la face inférieure de la clavicule.*

Usages. — Rend solide l'articulation du sternum avec la clavicule.

4° **Grand dentelé** (fig. 25). — Ce muscle est situé sur les parties latérales de la poitrine.

Insertions. — En dehors, *aux dix premières côtes ;* en dedans, *au bord spinal de l'omoplate.* Cruveilhier compare ce muscle à une sangle.

Rapports. — Il forme la paroi interne du creux de l'aisselle.

Usages. — Congénère du rhomboïde, il applique contre le thorax le bord spinal de l'omoplate.

5° **Intercostaux.** — Ces muscles sont destinés à combler les espaces vides que les côtes laissent entre elles ; on les divise en *intercostaux externes*, qui s'attachent en haut *à la lèvre externe de la côte supérieure*, en bas *à la lèvre externe de la côte inférieure.* Ces muscles s'arrêtent en avant au niveau du cartilage costal, et en *intercostaux internes*, qui s'attachent en haut *à la lèvre interne de la côte supérieure*, en bas à *la lèvre interne de la côte inférieure; par une disposition* inverse des précédentes, ces muscles ne partent que de l'angle de la côte, mais s'étendent jusqu'au sternum.

Ces muscles sont complétés : les intercostaux externes, par les *douze surcostaux* qui, placés en arrière des intercostaux externes, s'attachent *à l'apophyse transverse de la vertèbre* et *à la côte inférieure;* les intercostaux internes, par les *sous-costaux*, qui vont aussi *de la côte supérieure à l'inférieure.*

Usages. — Cruveilhier les regarde comme de véritables ligaments destinés à lutter contre la pression atmosphérique.

6° **Triangulaire du sternum.** — Nous avons déjà dit que beaucoup d'anatomistes étaient disposés à regarder ce muscle comme la partie supérieure du transverse de l'abdomen.

Insertions. — Ce muscle s'attache en dedans, *aux cartilages costaux des 4e, 5e, 6e et 7e côtes ;* en dehors et en haut, *aux cartilages des 3e, 4e, 5e et 6e côtes.*

Usages. — Sert à l'expiration.

7° **Diaphragme** (fig. 29). — L'étude de ce muscle important aurait pu être faite avec la respiration, mais alors il eût fallu en faire autant pour tous les autres muscles qui agissent dans cette fonction ; nous avons préféré ne pas séparer les uns des autres l'étude de ces muscles.

Le diaphragme est d'une importance capitale, il forme une cloison qui divise le tronc en deux étages : l'étage supérieur ou poitrine, l'étage inférieur ou ventre.

Le diaphragme est un véritable dôme à convexité supérieure.

Insertions. — Il s'attache *aux* 3e *et* 4e *vertèbres lombaires, aux six dernières côtes à l'appendice xyphoïde.*

Le centre du muscle est constitué par une aponévrose (*centre phrénique*).

Nous nous contenterons, sans y insister davantage, de faire remarquer que le diaphragme possède des ouvertures destinées au passage des vaisseaux, d'organes ou de nerfs qui, de la poitrine, vont à l'abdomen.

Rapports. — A droite, par sa face inférieure, le muscle touche le foie, à gauche, la rate et l'estomac.

Par sa face supérieure, il est en rapport avec le cœur, que l'on peut regarder comme couché sur le centre phrénique.

Usages. — Muscle inspirateur ; mais nous renvoyons pour ses usages très importants à l'étude de la respiration.

C. RÉGION DU COU.

1° **Peaucier.** — Placé sous la peau, ce muscle occupe le devant et les côtés du cou ; il est très mince.

Insertions. — En bas et en arrière, *aux aponévroses du pectoral, du deltoïde et du trapèze*; en haut et en avant, *à la mâchoire inférieure.*

Usages. — Il abaisse la lèvre inférieure.

2° **Muscles profonds du cou.** — Assez nombreux, ces muscles n'ont aucune utilité pour nous ; nous n'en parlerons pas.

3° **Sterno-cléido-mastoïdien** (fig. 30). — Ce muscle très important, placé sur le côté du cou, porte un nom tiré de ses insertions.

Insertions. — Il s'attache en bas par deux faisceaux distincts, l'un *au sternum*, l'autre *à la clavicule*. Ces deux faisceaux n'en formant plus qu'un, viennent s'attacher en haut, *à l'apophyse mastoïde et à l'occipital.*

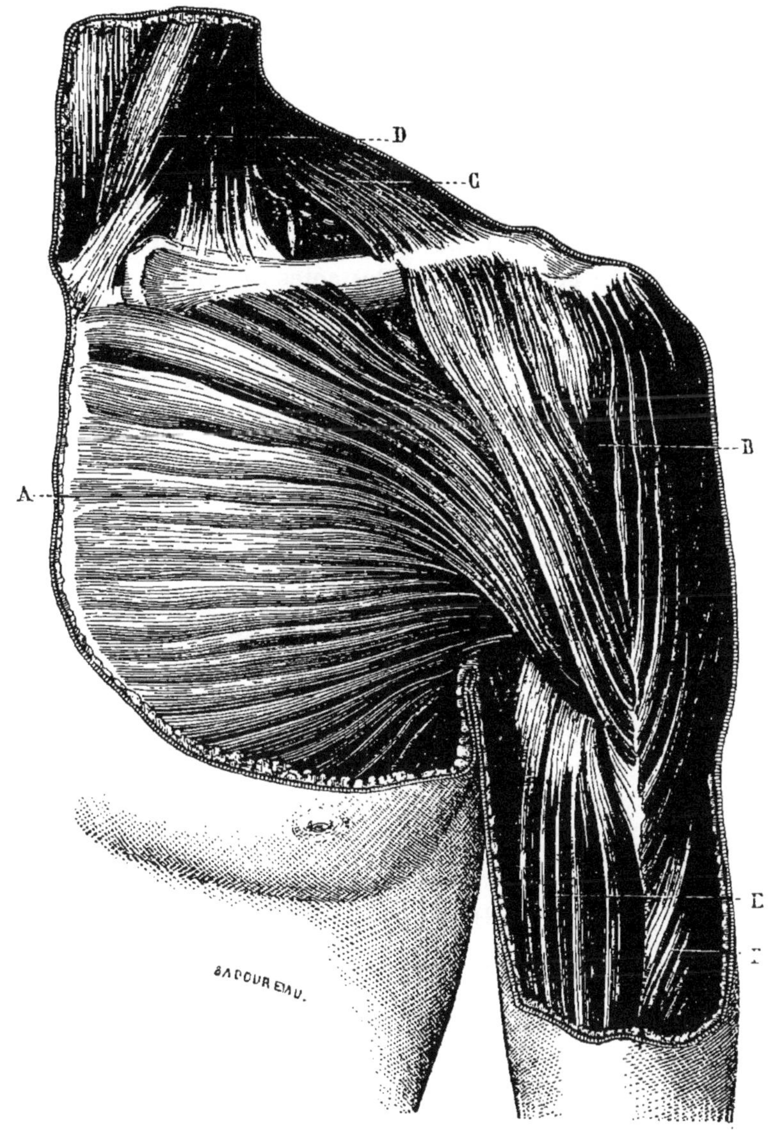

Fig. 30.

A. Grand pectoral. — B. Deltoïde. — C. Trapèze. — D. Sterno-cléido-mastoïdien. — E. Biceps brachial. — F. Triceps.

Rapports. — Ce muscle a des rapports très importants avec les vaisseaux et les nerfs de la région du cou.

Usages. — Très importants et souvent différents suivant qu'on étudie l'action de la portion sternale ou de la portion claviculaire. D'abord ce muscle, par son faisceau sternal, incline la tête de son côté et la fait tourner du côté opposé. Il est extenseur et même fléchisseur de la tête. Fixée à la tête, la portion sternale élève le thorax et sert à l'inspiration ; de même le faisceau claviculaire soulève l'épaule. Il est enfin fléchisseur de la partie cervicale de la colonne vertébrale.

4° **Scalène antérieur.** — Sur les côtés du cou.

Insertions. — En haut, *aux apophyses transverses des* 3e, 4e, 5e, 6e *vertèbres cervicales* ; en bas, à *la 1re côte*.

Usages. — Fixé à la colonne vertébrale, il élève la première côte, ou bien fixé à la première côte, il incline la colonne de son côté.

5° **Scalène postérieur.** — Derrière le précédent.

Insertions. — En haut, *aux vertèbres cervicales* ; en bas, par deux faisceaux, à *la première côte derrière l'insertion du scalène antérieur* et *à la deuxième côte*.

Usages. — Il agit comme le précédent et de plus soulève la deuxième côte.

6° **Muscles prévertébraux.** — Ces muscles s'attachent à la face antérieure de la partie cervicale de la colonne vertébrale ; nous ne ferons que les nommer, ce sont : *le grand droit antérieur*, le *petit droit antérieur*, le *long cou*, le *petit droit latéral*.

Usages. — Ils servent à incliner la tête en avant et à la faire tourner.

CHAPITRE XV

Muscles du membre supérieur.

Nous diviserons les muscles du membre supérieur en régions, savoir : *A. Région de l'épaule ; B. Région du bras ; C. Région de l'avant-bras ; D. Région de la main.*

A. Région de l'épaule

1° **Deltoïde** (fig. 25 et 33). — Ce muscle embrasse l'articulation de l'épaule, il a la forme d'un V à pointe dirigée en bas.

Insertions. — En haut, *à la clavicule, à l'épine de l'omoplate, à l'acromion* ; en bas, *à l'humérus*, par un tendon qui se fixe en un point dit : *empreinte deltoïdienne.*

Usages. — Si l'omoplate est fixée, le deltoïde élève le bras ; si c'est au contraire l'humérus qui est fixe, il joue un rôle dans l'action de grimper.

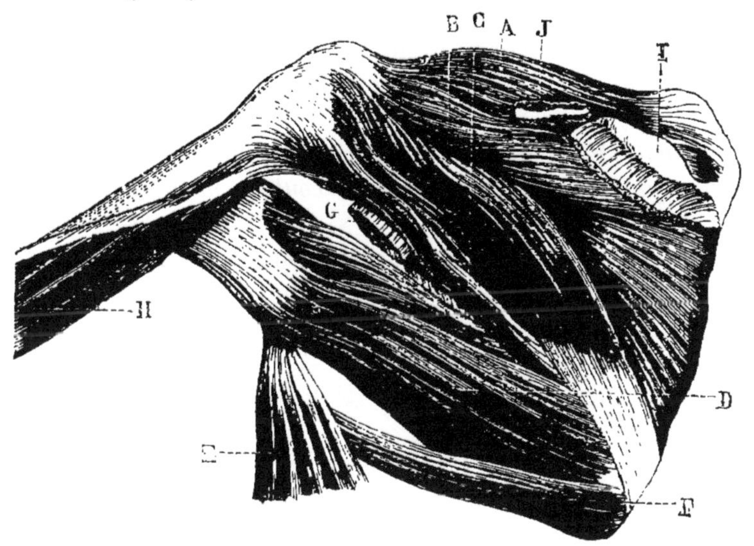

Fig. 31.

A. Sus-épineux. — B. Sous-épineux. — C. Petit rond. — D. Grand rond. — E. Grand dorsal. — F. Faisceau accessoire du grand dorsal. — G. Triceps brachial (insertions supérieure). — H. portions externes du triceps. — I. Épine de l'omoplate. — J. Apophyse acromion sectionnée.

2° **Sous-scapulaire.** — Ce muscle occupe toute la fosse sous-scapulaire de l'omoplate.

Insertions. — En dedans, *à toute la fosse sous-scapulaire* ; en dehors, *à la petite tubérosité de l'humérus.*

Usages. — Adducteur de l'humérus, qu'il fait tourner en dedans.

3° **Sus-épineux** (fig. 31). — Occupe la fosse sus-épineuse de l'omoplate.

Insertions. — En dedans, *à la fosse sus-épineuse ;* en dehors, *à la grosse tubérosité de l'humérus.*

Usages. — Abducteur de l'humérus qu'il fait tourner en dehors.

4° **Sous-épineux** (fig. 31). — Occupe la fosse sous-épineuse.

Insertions.—En dedans,il s'attache *à la fosse sous-épineuse;* en dehors, à *la grosse tubérosité de l'humérus.*

Usages. — Fait tourner l'humérus en arrière et en dehors.

5° **Petit rond** (fig. 31). — Au-dessous du précédent.

Insertions.— En dedans, à *la partie inférieure et externe de la fosse sous-épineuse* ; en dehors, à *la grosse tubérosité de l'humérus.*

Usages. — Fait tourner l'humérus en arrière et en dehors.

6° **Grand rond** (fig. 31). — Forme la paroi postérieure du creux de l'aisselle.

Insertions.— En dedans, à *la partie inférieure et externe de la fosse sous-épineuse* ; en dehors, à *la coulisse bicipitale de l'humérus.*

Usages. — Fait tourner le bras sur son axe, le porte en dedans et en arrière.

B. Région du bras.

Quatre muscles forment cette région, trois en avant, un en arrière, savoir :

1° **Biceps** (fig. 32 et 33). — Muscle bien connu de tous ceux qui se livrent à l'étude de la gymnastique.

Insertions. — Son insertion est double en haut, d'où son nom de *biceps,* qui signifie *deux têtes.* En haut, il s'attache par un long tendon *au bord de la cavité glénoïde;* par un court tendon commun avec le brachial antérieur, à *l'apophyse coracoïde;* en bas, à *la tubérosité bicipitale du radius.*

Usages. — Fléchit l'avant-bras sur le bras, très facile à sentir ainsi que son tendon inférieur, lorsqu'on contracte le muscle. Le biceps acquiert par l'usage un développement considérable très facile à constater chez les lutteurs, les hercules de foire, etc. — Il est aussi supinateur de l'avant-bras.

2° **Coraco-brachial.** — Muscle placé à la partie interne du bras.

Insertions.— En haut (comme son nom l'indique du reste), à *l'apophyse coracoïde,* par un tendon commun au muscle et au biceps ; en bas, à *la face interne de l'humérus.*

Usages. — Élévateur et adducteur du bras, porte le bras en avant.

3° **Brachial antérieur** (fig. 32). — Muscle large et épais, placé devant l'articulation du coude.

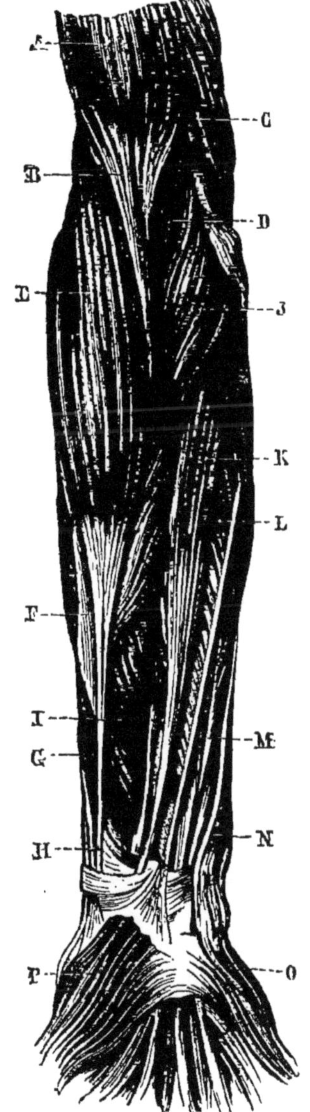

Fig. 32.

A. Biceps brachial.
B. Tendon du biceps.
C. Triceps brachial.
D. Brachial antérieur.
E. Long supinateur.
F. Premier radial externe.
G. Deuxième radial externe.
H. Long abducteur du pouce.
I. Long fléchisseur du pouce.
J. Rond pronateur.
K. Grand palmaire.
L. Petit palmaire.
M. Fléchisseur sublime.
N. Cubital antérieur.

Insertions. — En haut, à partir de l'empreinte deltoïdienne, *aux faces externe et interne de l'humérus* ; en bas, à *l'apophyse coronoïde*.

Usages. — Fléchisseur de l'avant-bras.

4° **Triceps brachial ou huméral** (fig. 33). — Ce muscle forme toute la région postérieure du bras ; il est formé en haut par trois parties distinctes, d'où son nom de *triceps* (trois têtes) ; en bas, il se termine par un tendon unique.

Insertions. — En haut, *sous la cavité glénoïde et à la face postérieure de l'humérus*; en bas, par un fort tendon à *l'olécrâne*.

Usages. — Extenseur de l'avant-bras, antagoniste du biceps principalement.

C. Région de l'avant-bras.

Cette région comprend 20 muscles qui occupent la partie antérieure, la partie externe et la partie postérieure de l'avant-bras.

La partie antérieure comprend huit muscles, disposés sur divers plans, savoir :

1° **Rond pronateur** (fig. 32). — Forme cette saillie du pli du coude, que l'on sent en dedans lorsqu'on fléchit légèrement l'avant-bras sur le bras.

Insertions. — Ce muscle s'attache en haut, comme les quatre suivants, à *l'épitrochlée* (d'où le nom de muscles épitrochléens donné à ces cinq muscles), à *l'apophyse coronoïde du cubitus* ; en bas, à *la face externe du radius*.

Usages. — Pronateur et fléchisseur de l'avant-bras.

2° **Grand palmaire** (fig. 32). — En dedans du précédent.

Insertions. — En haut, à *l'épitrochlée* ; en bas, au 2e *métacarpien*.

Usages. — Fléchit la main sur l'avant-bras et l'incline sur le bord du radius.

3° **Petit palmaire** (fig. 32). — Manque chez un certain nombre de personnes.

Insertions. — En haut, à *l'épitrochlée* ; en bas, à *l'aponévrose de la paume de la main*.

Usages. — Tend l'aponévrose de la paume de la main et fléchit la main sur l'avant-bras.

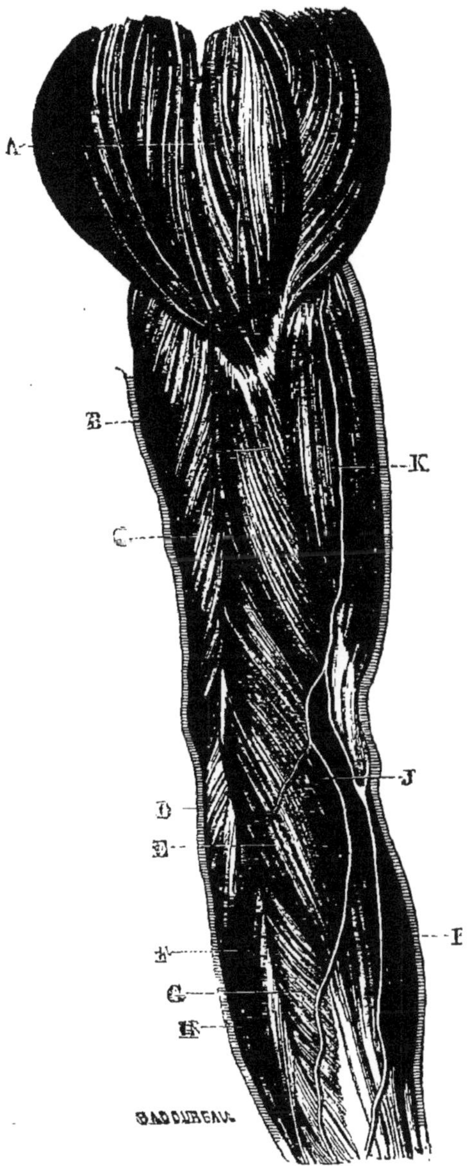

Fig. 33.

A. Deltoïde. — B. Triceps huméral. — Brachial antérieur. — D. Anconé. — E. Premier radial externe. — F. Extenseur commun des doigts. — G. Deuxième radial externe. — H. Extenseur propre du petit doigt. — I. Grand palmaire. — J. Long supinateur. — K. Biceps brachial.

4° **Fléchisseur superficiel** ou *sublime des doigts* (fig. 32).— Au-dessous des précédents.

Insertions. — En haut, à *l'épitrochlée, au cubitus et au radius*; en bas, *sur les côtés de la 2e phalange des doigts.*

Usages. — Fléchit la 2e phalange.

5° **Cubital antérieur** (fig. 32). — Le plus interne des muscles épitrochléens.

Insertions.— En haut, à *l'épitrochlée*; en bas, au *pisiforme.*

Usages. — Fléchit la main sur l'avant-bras, l'incline sur le bord du cubitus.

6° **Fléchisseur profond des doigts.** — Placé sous les précédents.

Insertions. — En haut, au *cubitus* ; puis, en bas par quatre tendons, qui sont placés au-dessous de ceux du fléchisseur superficiel, *à la base de la 3e phalange.*

Usages. — Fléchit la 3e phalange.

7° **Fléchisseur propre du pouce** (fig. 32). — En dehors du précédent.

Insertions.— En haut, au *radius*; en bas, *à la 2e phalange du pouce.*

Usages. — Fléchit la 2e phalange du pouce.

8° **Carré pronateur.** — Ce petit muscle est le plus profond de la région antérieure de l'avant-bras.

Insertions. — En dedans, au *cubitus*; en dehors, au *radius.*

Usages. — Pronateur du radius sur le cubitus.

Les muscles de la région externe sont au nombre de quatre, savoir :

1° **Long supinateur** (*huméro-radial*) (fig. 32). — Ce muscle forme la saillie externe du pli du coude, facile à sentir lorsqu'on fléchit légèrement l'avant-bras sur le bras.

Insertions.—En haut, à *l'humérus*; en bas, à *l'apophyse styloïde du radius.*

Usages. — Malgré son nom, il est très faiblement supinateur; il est fléchisseur de l'avant-bras sur le bras; il agit surtout en appliquant le radius contre l'humérus, surtout lorsqu'on soulève un fardeau pesant, qui tend à écarter ces deux os l'un de l'autre.

2° **Premier radial externe** (fig. 23). — Au-dessous du précédent.

Insertions. — En haut, à *la partie inférieure de l'humérus*; en bas, *au 2e métacarpien.*

Usages. — Extenseur de la main, qu'il incline sur le bord du radius.

3° **Deuxième radial externe** (fig. 34).

Insertions. — En haut, à *l'épicondyle;* en bas, à *la base du 3e métacarpien.*

Usages. — Ceux du précédent.

4° **Court supinateur** (fig. 34).

Insertions. — En haut, à *l'épicondyle et au cubitus;* en bas, *au radius.*

Usages. — Essentiellement supinateur.

Les muscles de la région postérieure de l'avant-bras sont au nombre de huit, placés sur deux plans superposés.

La couche superficielle est constituée par des muscles qui s'attachent tous à l'épicondyle (*muscles épicondyliens*).

Les muscles de la région postérieure sont :

1° **Extenseur commun des doigts** (fig. 34).

Insertions. — En haut, à *l'épicondyle;* en bas, ce muscle se divise en quatre faisceaux qui se dirigent vers la face dorsale des doigts et forment trois portions, *une médiane, qui s'attache à la base de la 2e phalange* et *deux latérales, qui s'attachent à la base de la 3e.*

Usages. — Extenseur des doigts.

2° **Extenseur propre du petit doigt** (fig. 34).

Insertions. — En haut, à *l'épicondyle;* en bas, *aux deux dernières phalanges du petit doigt.*

Usages. — Extenseur du petit doigt.

3° **Cubital postérieur** (fig. 34).

Insertions. — En haut, à *l'épicondyle;* en bas, à *l'extrémité supérieure du 5e métacarpien.*

Usages. — Extenseur de la main.

4° **Anconé** (fig. 34).—Ce muscle semble être la continuation du triceps.

Insertions. — En haut, à *l'épicondyle;* en bas, à *l'olécrâne et au cubitus.*

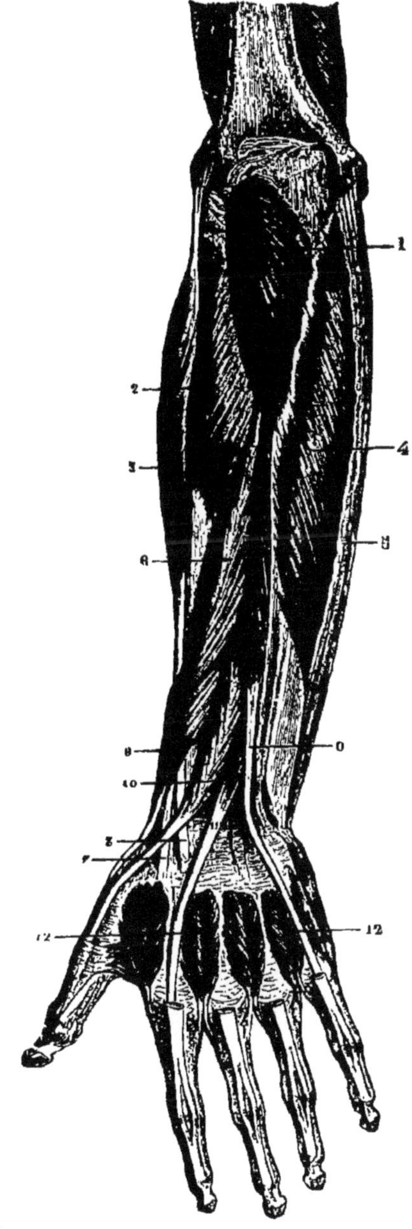

Fig. 34.

1. Muscle anconé. — 2. M. court supinateur. — 3, 3. M. second radial externe. — 4. M. cubital postérieur. — 5. Aponévrose antibrachiale. — 6. Muscle extenseur propre du petit doigt. — 7. Tendon du premier radial externe. — 8. Muscle long abducteur du pouce. — 9. M. court extenseur. — 10. M. long extenseur. — 11. M. extenseur propre de l'index. — 12. Muscles interosseux.

Usages.— Extenseur de l'avant-bras.

5° **Long abducteur du pouce** (fig. 34).

Insertions.— En haut, *aux faces postérieures du cubitus et du radius* ; en bas, à *l'extrémité supérieure du 1er métacarpien.*

Usages. — Écarte le pouce des autres doigts.

6° **Court extenseur du pouce** (fig. 34).

Insertions.— En haut, *au radius* ; en bas, à *l'extrémité inferieure de la 1re phalange du pouce.*

Usages. — Extenseur du pouce.

7° **Long extenseur du pouce** (fig. 34).

Insertions. — En haut, *au cubitus*; en bas, à *la 2e phalange du pouce.*

Usages. — Extenseur du pouce.

8° **Extenseur propre de l'index** (fig. 34). — Au-dessous du précédent.

Insertions.— En haut, *au cubitus* ; en bas, *au tendon extenseur de l'index.*

Usages. — Extenseur de l'index.

D. Région de la main.

Outre les muscles qui, partant de l'avant-bras, vont agir sur les pièces osseuses qui forment la charpente de la main, il est bon de savoir qu'il y a des muscles appartenant en propre à cette région. Les mouvements que déterminent ces muscles sont sans importance directe dans les exercices gymnastiques; aussi croyons-nous inutile de charger la mémoire de l'élève de l'étude de cette partie du membre supérieur.

CHAPITRE XVI

Muscles du membre inférieur.

Le membre inférieur se divise, comme le supérieur, en quatre parties qui sont : *A. Région du bassin. B. Région de la cuisse. C. Région de la jambe. D. Région du pied.*

A. Région du bassin.

Nous trouvons *en avant* un muscle.

1° **Psoas iliaque** (fig. 29). — Ce muscle double en haut se termine en bas par un tendon commun.

Insertions. — En haut et en dedans, le psoas s'attache *aux disques intervertébraux de la 12e dorsale jusqu'aux vertèbres lombaires.* Le muscle iliaque qui est distinct en haut s'attache à *la fosse iliaque interne.*

Puis les deux muscles se réunissent en un tendon commun qui s'attache *au petit trochanter.*

Usages. — Fléchit la cuisse sur le bassin.

La région postérieure comprend les muscles suivants, disposés par couches superposées:

1° **Grand fessier** (fig. 35). — Qui forme à lui seul la couche superficielle et la saillie de la fesse.

Insertions. — En dedans, *à l'aponévrose du moyen fessier, à la fosse iliaque externe au sacrum et au coccyx ;* en bas et en dehors à la *bifurcation externe de la ligne âpre du fémur.*

Usages. — Joue un grand rôle dans la station debout, abducteur, rotateur en dehors de la cuisse, extenseur.

2° **Moyen fessier** (fig. 35). — Ce muscle forme à lui seul la seconde couche.

Insertions. — En haut et en dedans, *à plusieurs portions de la région externe de l'os iliaque ;* en bas et au dehors, *au grand trochanter.*

Usages. — Abducteur et extenseur, lorsque tous ses faisceaux agissent simultanément.

3° **Petit fessier.**—Ce muscle fait partie de la troisième couche.

Insertions. — En haut, à *diverses portions de la région externe de l'os iliaque;* en bas et dehors, *au grand trochanter.*

Usages. — Abducteur de la cuisse, rotateur en dehors et en dedans, suivant ses fibres.

4° **Pyramidal** (fig. 35). — Fait également partie de la troisième couche.

Insertions. — En dedans, *à la face antérieure du sacrum;* son tendon sort par la grande échancrure sciatique et vient s'attacher *au grand trochanter.*

Usages. — Abducteur, rotateur de la cuisse en dehors.

5° **Obturateur interne et jumeaux** (fig. 35). — Ces muscles forment un faisceau divisé en dedans et terminé par un tendon unique en dehors. Font partie de la troisième couche.

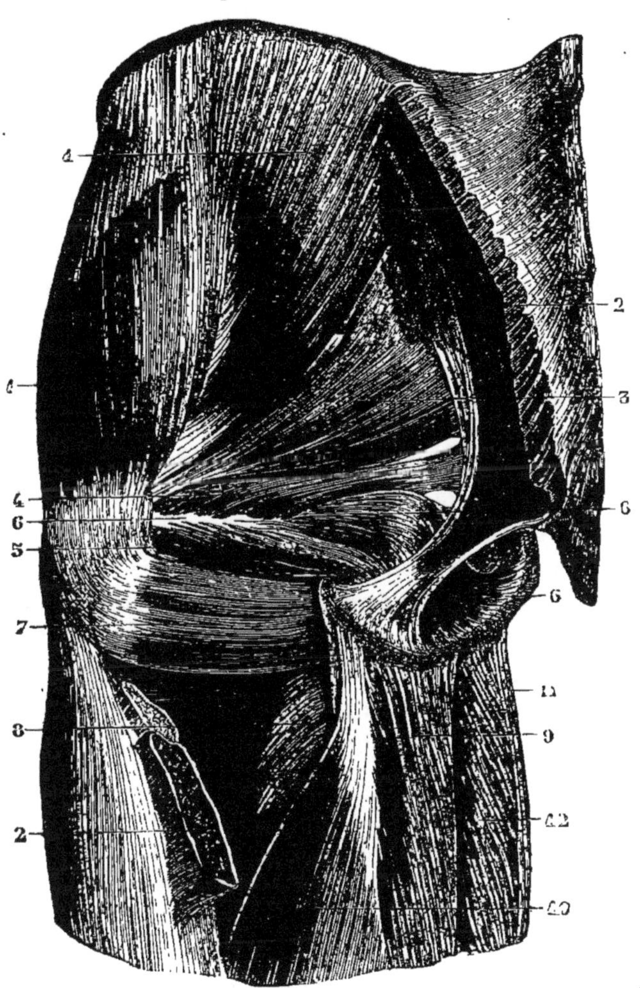

Fig. 3?.

1. Muscle moyen fessier. — 2, 2. M. grand fessier (insertions). — 3. M. pyramidal. — 4. M. jumeau supérieur. — 5. M. jumeau inférieur. — 6, 6, 6. M. obturateur interne. — 7. M. carré crural. — 8. M. grand abducteur. — 9. M. demi tendineux. — 10. M. biceps (longue portion). — 11. M. droit interne. — 12. Portion du grand adducteur comprise entre entre le demi tendineux, le demi membraneux et le droit interne.

Insertions.— L'obturateur interne naît dans l'intérieur du bassin elle *la face interne de l'os iliaque ; le jumeau supérieur* naît *de l'épine sciatique; le jumeau inférieur, de l'ischion;* ces muscles forment un tendon unique qui s'attache *au grand trochanter.*

Usages. — Font tourner la cuisse en dehors.

6° **Carré-crural** (fig. 35). — Fait également partie de la troisième couche, quadrangulaire.

Insertions. — En dedans, *à l'ischion*; en dehors, à *la crête qui sépare le grand du petit trochanter.*

Usages.— Fait tourner la cuisse en dehors.

7° **Obturateur externe.** — Forme la quatrième couche.

Insertions.— S'attache *à une aponévrose qui ferme le trou obturateur* en dehors et en bas, *au-dessous du grand trochanter.*

Usages. —Tourne la cuisse en dehors et sert de sangle au col du fémur.

B. Région de la cuisse.

Cette région se divise en *antérieure, interne, postérieure et externe.* Les muscles de la portion antérieure sont :

1° **Couturier** (fig. 36). — Muscle long et mince, qui croise la région de la cuisse, de dehors en dedans.

Insertions.— En haut, à *l'épine iliaque antéro-supérieure*; en bas et en dedans, à *la crête du tibia*; ce tendon forme, avec ceux du demi tendineux et du droit interne, la *patte d'oie.*

Usages. — Fléchisseur de la jambe sur la cuisse, et de la cuisse sur le bassin; d'où son nom, car les tailleurs croisent les jambes pour travailler.

2° **Triceps fémoral** (fig. 36). — C'est l'analogue du triceps brachial; car en haut il forme trois faisceaux qui se réunissent en bas pour donner naissance à un tendon unique; il enveloppe le fémur comme un manchon.

Insertions.— En haut, par sa longue portion (*droit antérieur*) à *l'épine iliaque antéro-supérieure;* par sa portion externe (*vaste externe*) *à la ligne âpre;* par sa portion interne (*vaste interne*), *à la ligne âpre en dedans.* Ces trois portions donnent naissance à un tendon unique qui se fixe *à la rotule.*

Usages. — Extenseur de la jambe sur la cuisse.

La portion interne comprend :

1° **Droit interne** (fig. 36). — Mince et vertical.

Insertions. — En haut, à *la symphyse du pubis*; en bas, *à la crête*

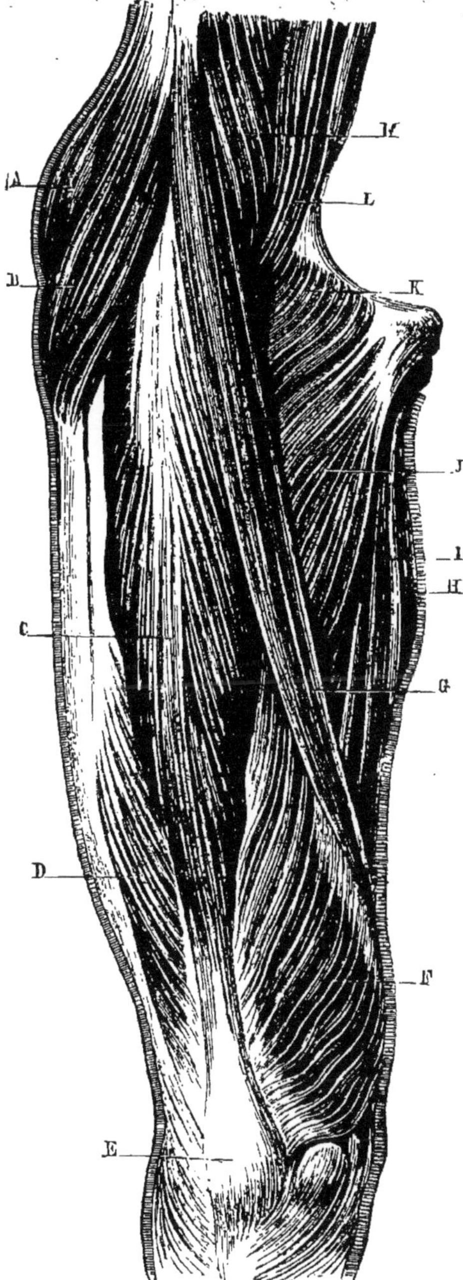

Fig. 36.

A. Moyen fessier. — B. Tenseur du fascia lata. — C. Droit antérieur. — D. Vaste externe du triceps. — E. Insertion rotulienne du droit antérieur. — F. Vaste interne du triceps. — G. Couturier. — H. Troisième adducteur. — I. Droit interne. — J. Premier adducteur. — K. Pectiné. — L. Psoas. — M. Iliaque.

du tibia, formant avec le couturier et le demi tendineux la *patte d'oie*.

Usages. — Fléchisseur de la jambe en dedans, adducteur de la cuisse.

2° **Pectiné** (fig. 36). — Placé en dedans du psoas.

Insertions. — En dedans, *au pubis*; en bas, *à la bifurcation supérieure et interne de la ligne âpre du fémur.*

Usages. — Adducteur de la cuisse.

3° **Premier ou moyen adducteur** (fig. 36).

Insertion. — En haut, *au pubis*; en bas, *au tiers moyen de la ligne âpre du fémur.*

Usages. — Adducteur de la cuisse.

4° **Deuxième ou petit adducteur.** — Au-dessous du précédent.

Insertions. — En haut, *au-dessous de l'épine du pubis*; en bas, *au tiers moyen de la ligne âpre du fémur.*

Usages. — Adducteur de la cuisse.

5° **Troisième ou grand adducteur** (fig. 36). — Très épais, formant la plus grande partie de la masse interne de la cuisse.

Insertions.— En haut, *à l'ischion*; en bas, ses fibres s'attachent les unes *à l'interstice de la ligne âpre du fémur*; les autres, par un tendon, *au condyle interne du fémur.*

Usages.— Adducteur de la cuisse; l'équitation développe considérablement ce muscle chez l'homme.

Les muscles de la région postérieure sont :

1° **Biceps fémoral ou crural.** — L'analogue du biceps brachial ayant comme lui deux tendons supérieurs; l'un de ces tendons (*longue portion*) étant commun avec le demi tendineux.

Insertions. — En haut, par sa longue portion, *à l'ischion*; par sa courte portion, *à l'interstice de la ligne âpre du fémur*; en bas, *à la tête du péroné.*

Usages. — Fléchit la jambe, la tourne en dehors.

2° **Demi tendineux.** — Le tendon de ce muscle est très long, d'où son nom.

Insertions. — En bout, *à l'ischion*, par un tendon qui est commun avec celui du biceps; en bas et en dedans, *à la crête du tibia*, formant avec le couturier et le droit interne, *la patte d'oie.*

Usages. — Fléchit et tourne la jambe en dedans.

3° **Demi membraneux.** — En avant du précédent.

Insertions. — En haut, *à l'ischion*; en bas, *à diverses parties du tibia.*

Usages. — Fléchit et tourne légèrement la jambe en dedans.

La région externe comprend un seul muscle :

Tenseur du fascia lata (fig. 36), placé sur le côté externe de la cuisse.

Insertions. — En haut, à *l'épine iliaque antéro-supérieure ; à la crête iliaque*, vers le tiers supérieur de la cuisse, ce muscle se continue par une vaste aponévrose (fascia lata), qui s'attache *à la tubérosité antérieure du tibia.*

Usages.—Tend l'aponévrose, maintient le vaste externe, extenseur de la jambe.

C. Région de la jambe.

La jambe présente des muscles, *en avant, en dehors et en arrière.*

Les muscles de la région antérieure sont :

1° **Jambier antérieur** (*tibia antérieur*) (fig. 37).

Insertions. — En haut, *à la tubérosité externe du tibia*; en bas, *au 1er cunéiforme.*

Usages. — Fléchit le pied, relève son bord interne.

2° **Extenseur propre du gros orteil** (fig. 37).

Insertions. — En haut, *à la face interne du péroné*, vers le tiers moyen de la jambe ; en bas, à la 2e *phalange du gros orteil.*

Usages. — Extenseur du gros orteil et fléchisseur du pied.

3° **Long extenseur commun des orteils** (fig. 37).

Insertions. —En haut, *à la tubérosité externe du tibia* et à *la face interne du péroné*; en bas, par quatre tendons qui s'attachent comme l'extenseur des doigts par une languette moyenne à *la* 2e *phalange* et par deux languettes réunies, *à la* 3e *phalange.*

Usages. — Extenseur des phalanges, fléchisseur et abducteur du pied, élève le bord externe du pied.

La région externe comprend :

1° **Long péronier latéral** (fig. 37). — S'étend de la face externe de la jambe, sous la plante du pied.

Insertions. — En haut, à *la tête du péroné*, à *la tubérosité externe*

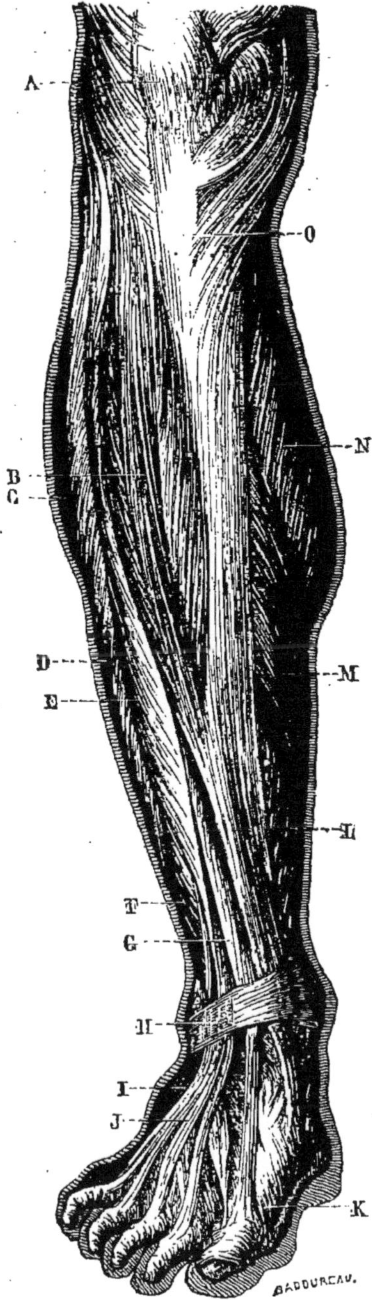

Fig. 37.

A. Rotule. — B. Jambier antérieur. — C. Soléaire. — D. Long péronier latéral. — F. Long extenseur commun des orteils. — F. Péronier antérieur. — G. Long extenseur du gros orteil. — H. Ligament annulaire du tarse. — I. Pédieux. — J. Tendon du long extenseur des orteils. — K. Adducteur du gros orteil. — L. Long fléchisseur commun des orteils. — M. Soléaire. — N. Jumeau interne. — O. Tubérosité antérieure du tibia.

du tibia; en bas, parcourt la plante du pied de dehors en dedans et va s'attacher à *la base du 1er métatarsien.*

Usages. — Renverse la plante du pied en dehors. Extenseur du pied sur la jambe.

2° **Court péronier latéral** (fig. 38). — Au-dessous du précédent.

Insertions. — En haut, *à la face externe du péroné;* en bas, *au 5e métatarsien.*

Usages. — Renverse en dehors la plante du pied. Étend le pied sur la jambe.

La région postérieure comprend :

1° **Triceps sural et plantaire grêle** (fig. 38). — Le triceps, auquel est annexé le plantaire grêle, est lui-même constitué par *les jumeaux* et *par le soléaire.*

Les jumeaux, divisés en *interne* et *externe*, sont deux muscles puissants, qui forment la saillie du mollet.

Insertions. — Le *jumeau interne* naît *au-dessus du condyle interne du fémur.* Le *jumeau externe au-dessous du condyle externe du fémur.*

Ces deux muscles se réunissent à l'aponévrose du soléaire.

Le soléaire s'attache à *la tête du péroné,* ou *tibia;* de là, les fibres se réunissent à l'aponévrose, qui bientôt forme le *tendon d'Achille*, point de réunion des jumeaux et du soléaire, très saillant sous la peau, et qui vient s'attacher à *la face postérieure du calcanéum.*

Au triceps sural est annexé *le péronier latéral*, petit muscle qui *naît du fémur* et s'insère ou en *dedans du tendon d'Achille* ou *au calcanéum.*

Usages. — Extenseur du pied sur la jambe.

2° **Poplité.** — Occupe le creux du jarret.

Insertions. — En haut, *à la tubérosité externe du fémur;* en bas, *à la face postérieure du tibia.*

Usages. — Fléchit la jambe et tourne le tibia en dedans.

3° **Long fléchisseur commun des orteils** (fig. 38). — Muscle allongé interne et profond.

Insertions. — En haut, *à la face postérieure du tibia*; en bas, il forme quatre tendons pour les quatre derniers orteils; ces tendons viennent s'attacher *à la base des dernières phalanges.*

Usages. — Fléchisseur des troisièmes phalanges.

4° **Jambier postérieur** (fig. 38). (*tibial postérieur*).

Insertions.— En haut, *à la face postérieure du tibia* et *à la face interne du péroné ;* en bas, *au scaphoïde.*

Usages. — Extenseur et adducteur du pied.

5° **Long fléchisseur propre du gros orteil.** — Très volumineux.

Insertions. — En haut, *à la face postérieure du péroné;* en bas, *à la dernière phalange du gros orteil.*

Usages. — Fléchit le gros orteil.

D. Région du pied.

Les observations déjà faites au sujet de la main sont applicables au pied.

Nous n'insisterons donc pas et nous passerons sous silence l'étude des muscles propres à cette partie du membre inférieur.

CHAPITRE XVII

Mécanisme des mouvements en général. — Des leviers. Du centre de gravité.

Arrivons à l'étude des mouvements en général, ou de la mécanique générale des mouvements, étude qui complète celle faite précédemment.

Tout d'abord les muscles agissant pour mettre les os en mouvement, à la façon d'un levier, il est nécessaire d'avoir à cet égard quelques notions de mécanique.

Sous le nom de *levier* on désigne une barre rigide, mobile autour d'un point fixe (*point d'appui*) et sous l'influence de deux forces, l'une qui tend à mettre le levier en mouvement (*puissance*), l'autre à le laisser dans son état de repos (*résistance*). On désigne sous le nom de *bras de levier* les distances du point d'appui à la puissance et à la résistance.

D'après la situation respective de la puissance, de la résistance et du point d'appui, on divise les leviers en trois genres :

1° **Le levier du premier genre;** dans ce levier, le point d'appui est entre la résistance et la puissance. L'ouvrier qui sou-

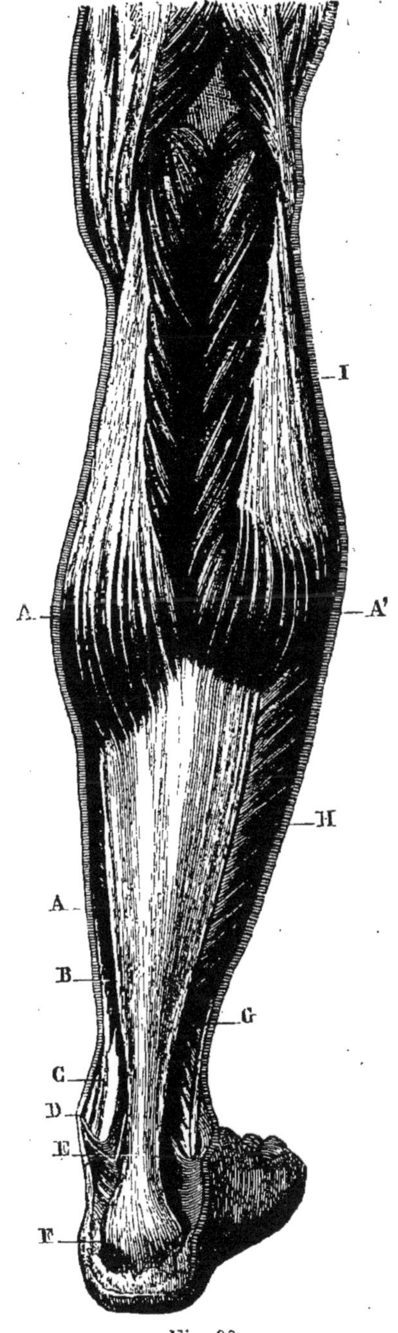

Fig. 38.

AA' Jumeaux. — B. Long fléchisseur commun des orteils. — C. Tendon du jambier postérieur. — D. Malléole interne. — E. Tendon d'Achille. — F. Son insertion au calcanéum. — G. Court péronier latéral. — H. Soléaire.

lève une pierre à l'aide d'une barre de fer, appuyée sur une partie saillante du sol, emploie le levier du premier genre, car la puissance est représentée par le bras de l'ouvrier, le point d'appui par la partie saillante, la résistance par la pierre à soulever. Les ciseaux constituent encore un levier du premier genre, le point d'appui est à l'union des deux lames A, la résistance est représentée par l'objet à couper R, la puissance par la main qui coupe P. Ici le point d'appui est également entre la puissance et la résistance.

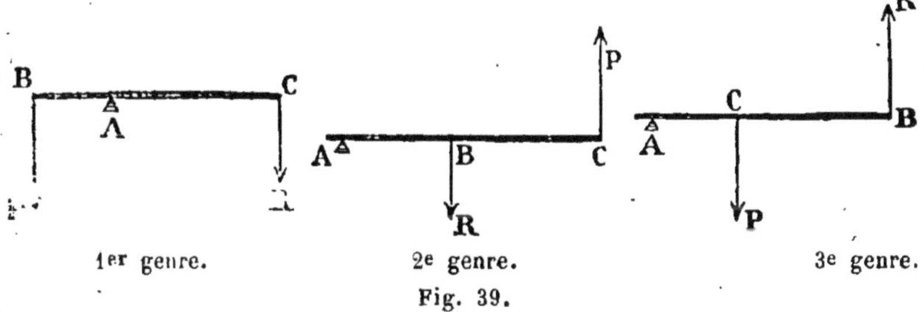

Fig. 39.

2° **Le levier du second genre** a pour type le casse-noix; ici, la résistance est entre la puissance et le point d'appui. En effet le point d'appui est à l'union des branches du casse-noix, la résistance est la noix, la puissance la main qui rapproche les lames.

3° Enfin **le levier du troisième genre** est caractérisé par ce fait que la puissance est au milieu. L'exemple le plus simple est la paire de pincettes. Le point d'appui est à l'union des lames, la puissance la main qui saisit l'instrument et la résistance est représentée par l'objet qu'on saisit avec les pincettes.

Les trois genres de leviers étant établis, voyons à quelle loi mathématique ils obéissent.

De deux choses l'une, ou les deux bras de levier sont *égaux* ou ils sont *inégaux*.

Dans le premier cas, pour qu'il y ait équilibre entre la puissance et la résistance, il faut que *les deux forces soient égales*.

Dans le second cas, il faut que *les deux forces soient en raison inverse de la longueur des bras de levier*, c'est-à-dire que si la puissance est cinq fois plus petite que la résistance, la distance de la puissance au point d'appui doit être cinq fois plus grande que celle du point d'appui à la résistance.

De là nous voyons que dans un levier du troisième genre la *puissance doit être toujours plus grande que la résistance*, car son bras de levier est plus petit, et en effet, pour reprendre l'exemple de la pincette, le bras de levier de la résistance s'étend du bout de la pincette à l'union des branches, par conséquent, est représenté par toute la longueur de l'instrument, tandis que le bras de levier de la puissance s'étend de la main qui tient la pincette à l'union des branches; par conséquent sa longueur est plus petite forcément.

Aussi dit-on que le levier du troisième genre *fait perdre en force.*

Dans le levier du deuxième genre, c'est *la puissance qui est plus petite que la résistance*, car dans le casse-noix, le bras de levier de la puissance s'étend de l'extrémité des lames à leur union, c'est-à-dire comprend toute la longueur de l'instrument, tandis que le bras de levier de la résistance va de la noix à l'union des lames; par conséquent étant plus petit, la résistance doit être plus grande.

Donc le levier du deuxième genre fait gagner en force.

Enfin dans le levier du premier genre, il peut y avoir perte ou gain de force, selon la position du point d'appui qui peut être plus ou moins rapproché de la puissance ou de la résistance.

Voyons maintenant les applications des leviers à la mécanique humaine.

Le levier du premier genre est assez commun chez l'homme. Examinons ce qui se passe dans la station verticale. La tête est en équilibre sur la colonne vertébrale; c'est un exemple de levier de premier genre, car le point d'appui est à l'union de l'occipital et de l'atlas, la résistance est le poids de la tête qui l'entraîne en avant, la puissance est représentée par les muscles de la région postérieure du cou.

Un examen rapide permettra facilement de voir que le corps repose sur les fémurs, d'après un levier du premier genre.

Nous ne trouvons guère dans l'économie qu'un seul exemple de levier du second genre : c'est le soulèvement du corps sur la pointe des pieds. Le point d'appui est, en effet, à l'union des métatarsiens et des phalanges, la puissance aux muscles du mollet :

quant à la résistance, elle est représentée par le corps à soulever; la résistance est donc entre la puissance et le point d'appui.

Le levier du troisième genre est de tous le plus fréquent dans l'organisme. Les mouvements de flexion du coude et du genou sont d'excellents exemples de ce genre de levier.

Dans le mouvement de flexion de l'avant-bras sur le bras, nous avons le point d'appui dans l'articulation du coude, la puissance, les muscles fléchisseurs (biceps, etc.); la résistance est représentée par le poids de l'avant-bras qui tend à le laisser tomber. Donc la puissance se trouve bien entre le point d'appui et la résistance.

Lorsque la jambe est fléchie sur la cuisse, le point d'appui est à l'articulation du genou ; la puissance est représentée par les muscles couturiers, droit interne, etc. ; la résistance, par le poids de la jambe ; c'est là encore un exemple de levier du troisième genre.

Du centre de gravité du corps humain. — Chacun sait que lorsqu'un objet est abandonné à lui-même il tombe, c'est-à-dire qu'il obéit à l'influence de la pesanteur, qui l'attire vers la terre. Chacune des parties qui constituent le corps obéit à cette attraction. Or, en additionnant toutes ces forces on arrive à ce qu'on appelle *la résultante* des actions de la pesanteur ou *poids du corps*. Le point par lequel passe cette résultante se nomme *centre de gravité*. Dès que le centre de gravité est soutenu, le corps est en *équilibre*.

Pour connaître le point du corps qui correspond au centre de gravité, il suffira donc de voir dans quelle position il y a équilibre.

Sans entrer dans des détails inutiles ici, nous nous contenterons d'affirmer ce principe que toutes les fois que le corps de l'homme est en équilibre, c'est que la ligne verticale qui passe par son centre de gravité tombe perpendiculairement sur sa *base de soutien* ou de *sustentation*.

Voilà un homme debout, les pieds serrés l'un contre l'autre; il est en équilibre, car si on fait passer une verticale par son centre de gravité, elle viendra tomber au point de rencontre des diagonales du rectangle que ses pieds représentent.

Vient-il à écarter ses pieds, l'équilibre subsiste, car alors la verticale menée par le centre de gravité tombe au point de rencontre des diagonales du parallélogramme construit aux limites des pieds.

Toutes les fois au contraire, que cette verticale menée par le centre de gravité ne tombe pas sur la base de sustentation, le corps n'est plus en équilibre.

Puisque l'étude du centre de gravité est d'une si grande importance, voyons comment on peut arriver expérimentalement à en fixer la position.

On suppose d'abord un plan vertical qui coupe le corps humain par le milieu, formant deux parties latérales symétriques; les deux parties ayant sensiblement le même poids, le centre de gravité doit faire partie de ce plan.

Couchons maintenant un homme sur une planche mobile, sur une arete comme une balance, et nous verrons qu'à un moment donné il y aura équilibre parfait entre la tête et les pieds; ce sera au moment où la partie moyenne de la dernière vertèbre lombaire se trouvera au niveau de l'arête; donc en menant un plan par cette partie moyenne, le centre de gravité se trouvera aussi dans ce plan, et pour avoir sa position exacte, il faudra prendre l'intersection des deux plans précédents, en tenant compte également de ce fait que le corps étant en équilibre sur les têtes des fémurs, le centre de gravité doit être également dans le plan qui coupe verticalement le bassin.

Le point de rencontre de ces trois plans est la position exacte du centre de gravité.

CHAPITRE XVIII

Diverses espèces de mouvements. — Principaux muscles mis en jeu dans les mouvements.

Il nous reste, pour terminer cette étude, à examiner les divers modes de mouvements.

Les muscles sont toujours en action, même lorsque l'homme est immobile. Le véritable repos n'existe que lorsque le corps est couché.

Il nous faut donc étudier les phénomènes musculaires qui se

produisent dans la station debout, car lorsque l'homme est droit et immobile, l'action musculaire est en jeu.

Nous avons vu que dans la station verticale, la condition pour que l'équilibre soit possible, c'est que la ligne qui passe par le centre de gravité tombe sur la base de sustentation.

Aussi, si nous venons à augmenter cette base de sustentation, pourrons-nous exécuter des mouvements de plus en plus étendus. Chacun peut le constater sur lui-même, en se plaçant d'abord les pieds rapprochés, puis en les écartant de plus en plus; à mesure qu'on écarte les pieds latéralement, on augmente la base de sustentation et on peut se livrer à de très grands mouvements dans le sens latéral. Vient-on à augmenter la base de sustentation en plaçant un pied en avant et en arrière, par conséquent dans le sens antéro-postérieur, on peut se livrer à des mouvements bien plus considérables dans cette direction; c'est, du reste, la position prise lorsqu'on fait de l'escrime.

Il est facile de conclure de ces données, pourquoi l'homme qui porte une charge en arrière incline son corps en avant pour lutter par l'influence du poids du tronc contre l'influence de la charge qui tend à déplacer en arrière le centre de gravité et à l'empêcher de tomber sur la base de sustentation.

De même la marchande de fruits qui porte une corbeille en avant s'incline en arrière pour la même raison.

Dans la station verticale immobile, nous avons à considérer la tête, le tronc et les membres inférieurs. La tête tend à être entraînée en avant, mais nous avons vu que les muscles postérieurs du cou la maintenaient dans la position voulue. Le tronc est sollicité en avant par le poids des viscères; mais en arrière les muscles du dos et plus particulièrement encore les ligaments jaunes de la colonne vertébrale le maintiennent en équilibre.

Quant aux membres inférieurs, nous nous contenterons de dire que le corps ayant une tendance à tomber en avant, les muscles du mollet le maintiennent dans sa position d'équilibre; aussi ces muscles sont-ils dans la station immobile toujours en contraction, d'où une fatigue très manifeste qui force l'homme à s'appuyer ou bien à porter alternativement son corps sur l'une ou l'autre jambe, afin de permettre le repos alternatif. Le rôle si évident des muscles du mollet est, du reste, bien démontré par l'anatomie comparée; c'est à peine si dans les quadrupèdes cette région existe.

La station sur un pied et sur la pointe des pieds est très fatigante; cela résulte de la faible base de sustentation qu'offrent ces attitudes.

Marche. —Voyons maintenant ce qui arrive lorsque l'homme marche. La théorie des frères Weber a eu longtemps cours dans la science; elle peut se résumer ainsi : l'homme étudié au moment où il vient de faire un pas et où les deux membres reposent sur le sol, offre à considérer une *jambe active* et une *jambe passive*. Supposons la jambe gauche en avant, la droite en arrière. Dans cette position, nous avons un triangle rectangle : la jambe gauche est posée perpendiculairement sur le sol; elle forme donc un côté de l'angle droit; la jambe droite qui est au contraire obliquement placée, constitue l'hypothénuse de ce triangle. A la première, nous donnons le nom d'*active*, à la seconde, de *passive*.

Ces données établies, voici d'après les frères Weber ce qui se produirait :

La jambe active, légèrement fléchie, s'étend, car le talon quitte le sol, le membre ne s'appuie que sur le métatarse, le bassin est poussé en avant et la jambe droite ou passive suit purement et simplement ce mouvement il fait autour de l'articulation, un mouvement d'oscillation comme un pendule; et c'est grâce à ce mouvement que le membre droit porté en avant devient à son tour *membre actif*, le gauche devenant *passif*.

Comme on peut le voir, cette théorie niait qu'il y eût aucune espèce de contraction musculaire dans le mouvement du membre dit passif. Duchenne (de Boulogne), démontra que, contrairement à la théorie des Weber, il y avait une légère contraction des fléchisseurs. M. Carlet constata qu'il y avait contraction du droit antérieur de la cuisse, puis des muscles de la région postérieure. On voit donc que de récents travaux auxquels on doit ajouter également ceux de M. Marey ont tout à fait modifié la théorie des frères Weber.

Il est préférable d'admettre dans la marche deux temps; celui où les deux pieds touchent le sol, c'est le temps du *double appui*, et celui où le pied postérieur devient antérieur (*appui unilatéral*).

On appelle *longueur du pas* le grandeur du déplacement du centre de gravité dans le sens horizontal. Il va sans dire que plus les pieds seront écartés l'un de l'autre, plus le pas sera long.

Quant à la *durée* du pas, il est bien certain que si le marcheur met peu de temps à détacher sa jambe du sol, et s'il exécute vite son mouvement d'oscillation, la durée sera très courte.

La *vitesse* de la marche dépend de la longueur du pas et de sa durée. Plus le pas est long, plus grande est la vitesse; moins est grande la durée du pas, plus grande aussi est la vitesse. Sans entrer dans des détails inutiles, nous devons noter comme vitesse *maxima* celle de 2^{m},60 indiquée par les frères Weber.

Ajoutons enfin que si la marche sur un plan uni ou incliné de haut en bas (descente des côtes) est relativement peu fatigante, celle des plans inclinés de bas en haut (montée des côtes, escaliers, etc.), est très fatigante; car, non seulement les muscles agissent pour déterminer la progression, mais encore pour élever le corps.

Nous nous sommes occupé, jusqu'à présent, des facteurs les plus importants de la marche, c'est-à-dire des membres inférieurs; cela veut-il dire qu'il n'y ait qu'eux qui jouent un rôle dans la marche? Eh bien! non; les mouvements des membres supérieurs ont une importance réelle dans la progression.

Regardez marcher vite une personne, vous serez frappé du mouvement exécuté par les bras; ce mouvement est très visible lorsqu'une colonne militaire est en marche. Toutes les fois que le membre inférieur est en arrière, le membre supérieur qui lui correspond est porté en avant; c'est là une question d'équilibre nécessaire, sans quoi le centre de gravité se trouverait déplacé fâcheusement.

Cependant la marche peut s'effectuer, les bras serrés contre le corps ou croisés sur la poitrine, ou dans toute autre position d'immobilité; dans ce cas, on constate qu'il y a un léger mouvement de torsion du bassin dans la partie qui correspond au membre appliqué sur le sol. Le mouvement du bras a donc pour but de réagir en sens contraire, afin d'éviter ce mouvement.

Course. — Dans ce mode de progression, le double appui n'existe plus, le corps porte sur l'un ou l'autre des membres inférieurs et reste un instant suspendu dans l'air, non pas comme le fait très justement remarquer M. Marey, parce qu'il y a eu élévation du corps dans l'atmosphère, mais parce que les jambes s'étant fléchies ont abandonné le sol.

Dans la course, la flexion des membres inférieurs étant considérable, le centre de gravité est abaissé ; aussi le corps est-il porté en avant. D'après les frères Weber, la vitesse de la course peut être évaluée au maximum à 7m,6 par seconde. Il va sans dire qu'une pareille vitesse ne peut être longtemps soutenue, car l'homme ne tarde pas à éprouver une difficulté considérable à respirer, et il est obligé de s'arrêter.

Dans le *pas gymnastique*, qui représente environ une vitesse de 12 kilom. à l'heure, la course est réglée de sorte que la flexion des membres étant moindre, le centre de gravité est placé moins bas, le corps, moins incliné en avant, et la fatigue moindre par conséquent.

Saut. — Le saut diffère essentiellement, quoi qu'en aient dit certains physiologistes, de la course.

Nous avons analysé les phénomènes du mouvement. Dans ce dernier mode de progression, voyons maintenant ce qui se passe dans le saut.

On saute sur place, ou en avant, ou en arrière : on peut également sauter latéralement, mais l'homme n'utilise guère ce genre de mouvement.

Quelle que soit la variété du saut, voici la position qu'affectent les membres. Les pieds, préalablement rapprochés, s'appuient sur le sol à l'union des métatarsiens et des orteils; la cuisse est fléchie sur la jambe, le tronc sur la cuisse, la colonne vertébrale s'incline en avant ; alors le corps se redresse brusquement, les articulations s'étendent, d'où résulte une impulsion qui élève le corps au-dessus du sol. Il va sans dire qu'un homme très gras, et par conséquent très lourd, saute moins facilement qu'un homme maigre qui est plus léger. La longueur des membres postérieurs favorise singulièrement l'exercice du saut : tous les animaux sauteurs (kanguroo, sauterelle, etc.) sont très remarquables à ce point de vue.

Certaines conditions favorisent le saut : telles sont l'état du sol qui, s'il est mou, est défavorable, tandis qu'au contraire il est très favorable s'il présente des conditions de résistance.

Grimper. — C'est un mode de progression par lequel l'homme s'élève de bas en haut, en s'attachant à un plan, à un arbre, etc. Ici l'homme devient pour ainsi dire quadrupède, car lorsqu'il s'élève sur une colline à pente assez raide, ses mains saisissent les aspérités du sol et attirent vers elles les parties inférieures; le corps est penché en avant afin de lutter contre l'influence de la pesanteur.

Dans l'action de grimper à la perche, si celle-ci est verticalement placée, la difficulté est encore plus grande, l'action de la pesanteur s'exerçant plus fortement. Les bras jouent un rôle considérable, car, les mains une fois fixées, le corps est attiré par la contraction des muscles du membre supérieur. Les membres inférieurs jouent également un rôle important, car les jambes venant à saisir la perche, elles se mettent dans l'extension, poussent le tronc en haut et déterminent de cette façon l'ascension du corps. L'acte de grimper à un arbre s'exécute de la même façon.

Natation. — C'est l'acte par lequel l'homme progresse dans l'eau. Tout d'abord disons que le poids spécifique du corps humain étant un peu supérieur à celui de l'eau, le corps tend à s'enfoncer, à moins qu'il ne soit soutenu à la surface par des mouvements dont l'ensemble constitue l'art de la natation.

L'homme se maintient sur l'eau en se plaçant sur le ventre ou sur le dos.

Lorsqu'il est placé sur le ventre, la tête n'est pas dans le liquide ; il en résulte que la poussée éprouvée par le corps et qui s'exerce en vertu du principe d'Archimède, n'agit pas sur la tête, de telle sorte que le corps ne se soutiendra que par les mouvements.

Chacun sait qu'il y a plusieurs procédés pour nager ; nous ne décrirons que le plus ordinaire. Les membres étant tous en flexion, les mains placées l'une contre l'autre par la face palmaire, le nageur étend ses membres; il frappe l'eau par la face postérieure des cuisses, mais surtout par la plante des pieds : un pareil mouvement est nécessaire pour lutter contre la résistance de l'eau.

Lorsque le nageur est sur le dos, lorsqu'il fait la planche, pour employer l'expression connue, sa tête plonge dans l'eau par la partie postérieure; par conséquent il éprouve une poussée suffisante pour se maintenir à la surface, mais il doit se mouvoir pour progresser. Ici encore les membres postérieurs s'étendant brusquement, la plante des pieds frappe la couche liquide; les mouvements des bras, très faibles du reste, sont destinés à soutenir le thorax.

Tous les exercices dont nous venons de parler rapidement ont un résultat direct sur le développement des organes et par suite sur la santé générale.

Nous nous dispenserons d'insister sur l'importance donnée aux exercices du corps par les Grecs et les Romains, notre époque a fait plus. Elle a voulu avoir des données précises sur le degré de développement produit par ces exercices.

Messieurs les docteurs Chassagne et Dally[1] ont mesuré avec beaucoup de soin les augmentations résultant des exercices gymnastiques sur les diverses parties du corps. Nous allons résumer brièvement leur intéressant travail.

Sur 401 militaires soumis pendant cinq mois aux exercices gymnastiques, 307 ont eu *leur circonférence thoracique* augmentée de 2cc,51, en moyenne; 26 n'ont éprouvé aucun changement, 68 seulement ont éprouvé une diminution de 1c,39.

Le *développement musculaire des bras* donne les résultats suivants :

Augmentés, 332 de 1cc,28 en moyenne; sans changements, 30; diminués, 39 de 0c,84.

Pour le *développement musculaire de l'avant-bras*, nous trouvons :

1. Drs A. Chassagne et E. Dally : *Influence précise de la gymnastique sur le développement de la poitrine, des muscles et de la force de l'homme* (J. Dumaine, éd. 1881).

Augmentés, 250 de 0cc,57; sans changements, 70; diminués, 81 de 0cc,74.

S'agit-il du *développement musculaire de la cuisse*, les chiffres sont :

Augmentés, 258 de 1cc,38; sans changements, 39; diminués, 107 de 0cc,89.

Messieurs Chassagne et Dally font observer que, bien que le développement moyen de la cuisse (1cc,38) soit un peu supérieur à celui du bras (1cc,28), il est en réalité inférieur, puisque la surface de section de la première est plus considérable. Ceci ne doit pas étonner en réfléchissant au rôle bien plus important du bras dans les exercices de soulèvement du corps.

Enfin le *développement des muscles de la jambe* donna les résultats suivants :

Augmentés, 226 de 0cc,82; sans changements, 62; diminués, 113 de 0cc,60.

En Allemagne, les résultats obtenus par le docteur Abel se rapprochent sensiblement des précédents.

Nous ne croyons pas nécessaire d'insister davantage sur l'importance des exercices gymnastiques pour le développement des diverses régions du corps.

Une dernière étude nous reste à faire, c'est celle qui est relative aux muscles mis spécialement en jeu dans tel ou tel mouvement.

Nous avons bien indiqué, à propos de tel ou tel muscle, ses usages spéciaux, mais il nous reste à faire un travail de synthèse qui est absolument nécessaire pour avoir une idée d'ensemble de la physiologie des mouvements.

Nous suivrons l'ordre dans lequel les organes ont été étudiés et tout d'abord nous chercherons à nous rendre compte des mouvements imprimés à la colonne vertébrale, et des muscles qui concourent à ces mouvements.

COLONNE VERTÉBRALE

Elle est soumise à l'*extension*, à la *flexion* et à la *flexion latérale*.

Les *muscles extenseurs* sont placés derrière la colonne, et les principaux sont : ceux des gouttières vertébrales (sacro-lombaire, long dorsal et transversaire épineux), le transversaire du cou, le petit complexus, le splénius, le grand complexus.

Les *fléchisseurs* sont placés dans la région antérieure et occupent soit la région profonde du cou, tels que le grand et le petit droit antérieur, le long du cou, soit une région plus superficielle ou plus inférieure, tels sont le sterno-mastoïdien, le grand droit de l'abdomen.

Les *fléchisseurs latéraux* sont : les scalènes, le carré des lombes, les intertransversaires.

MOUVEMENTS IMPRIMÉS AU MEMBRE INFÉRIEUR.

1° **Épaule.** — Cette région est soumise à l'*élévation*, à l'*abaissement* et à la *rotation*.

Les *muscles élévateurs* sont : le rhomboïde, l'angulaire de l'omoplate et le trapèze.

Les *abaisseurs* sont : le petit pectoral, le sous-clavier, le grand dentelé.

Tous les muscles servent à la rotation.

2° **Bras.** — Les muscles qui meuvent le bras sur l'épaule sont des *abducteurs*, des *adducteurs* et des *rotateurs*.

Les *mouvements d'abduction* sont produits par le deltoïde, le sus-épineux et le coraco-brachial ; ces muscles jouent aussi le rôle de fléchisseurs.

Les *adducteurs* sont : le grand pectoral, le grand dorsal et le grand rond.

Enfin les *rotateurs en dehors* sont le sous-épineux et le petit rond, et la *rotation en dedans* est produite par le sous-scapulaire.

3° **Avant-bras.** — Certains muscles meuvent l'avant-bras sur le bras ; d'autres le radius sur le cubitus.

Les premiers se divisent en *fléchisseurs* et *extenseurs*. Les mouvements de flexion sont sous la dépendance du brachial antérieur et du biceps. Les mouvements d'extension sont produits par le triceps.

Les seconds se divisent en *pronateurs* et *supinateurs*.

Les mouvements de pronation sont produits par le rond et le carré pronateur. Ceux de supination par les supinateurs.

4° **Main.** — Nous ne nous occuperons que des mouvements de la main sur l'avant-bras; les mouvements sont destinés à *étendre* ou à *fléchir* la main sur l'avant-bras.

Les *fléchisseurs* sont le grand et le petit palmaire et le cubital antérieur.

Les *extenseurs* sont les radiaux externes et le cubital postérieur.

MOUVEMENTS IMPRIMÉS AU MEMBRE INFÉRIEUR

1° **Bassin.** — Le bassin est peu mobile; il joue le rôle de point fixe, bien que dans l'action de grimper et dans quelques autres circonstances il jouisse d'une certaine mobilité. Les muscles qui s'y attachent servent donc plutôt aux mouvements de la cuisse sur le bassin.

2° **Cuisse.** — La cuisse est mobile sur le bassin, et on peut distinguer des mouvements de *flexion*, *d'extension*, *d'adduction* et de *rotation en dehors* et *en dedans*. Le seul muscle *fléchisseur* est le psoas iliaque.

Les *extenseurs* sont les fessiers.

Les *adducteurs* sont les trois adducteurs et le pectiné.

Les *rotateurs* sont, en *dehors* : le pyramidal, les jumeaux, les obturateurs et le carré fémoral; en *dedans* : les moyen et petit fessiers, le muscle du fascia lata.

3° **Jambe.** — La jambe est mobile sur la cuisse; elle possède des mouvements d'*extension* et de *flexion*.

Le seul muscle *extenseur* est le triceps fémoral.

Les *fléchisseurs* sont : le couturier, le biceps fémoral, le demi tendineux, le demi membraneux, le poplité et le droit interne.

4° **Pied.** — Cette région se meut sur la jambe et présente des mouvements de flexion et d'extension.

Les *extenseurs* sont : le triceps sural, avec le plantaire grêle, le jambier postérieur et les péroniers latéraux.

La *flexion* est sous la dépendance du seul péronier antérieur.

CHAPITRE XIX

De la circulation. — Cœur. — Artères. — Veines. — Vaisseaux capillaires. — Mécanisme de la circulation.

Le sang, qui va porter les éléments de la vie à toutes les parties du corps, circule dans une série de canaux, les artères, les veines et les vaisseaux capillaires ; il est lancé par un organe central, le cœur.

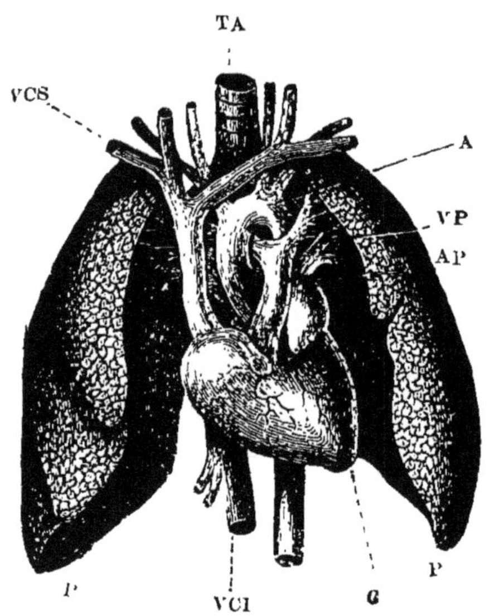

Fig. 40.

P. P. poumons. — C. cœur. — T. A. trachée artère. — A. aorte. — A. P. artère pulmonaire. — V. P. veine pulmonaire. — V. C. S. veine cave supérieure. — V. C. I. veine cave supérieure.

Nous étudierons donc succinctement : 1° le sang, 2° le cœur, 3° les artères, 4° les veines, 5° les vaisseaux capillaires, et nous terminerons par un aperçu du mécanisme de la circulation.

Du sang. — C'est un liquide d'un rouge qui varie du rouge vermeil (*sang artériel*) au rouge acajou (*sang veineux* ou *noir*), qui diffèrent par leur composition chimique, ainsi que nous le verrons plus tard.

Examiné au microscope, le sang paraît constitué par un

liquide incolore ou jaunâtre (*sérum*). Dans ce sérum nagent des globules rouges et blancs (*globules du sang*).

Vient-on à abandonner du sang dans un verre, il se sépare en deux parties, de la portion liquide se sépare une partie solide, le *caillot*, qui n'est autre chose que la réunion des globules, emprisonnés dans des filaments qui se sont précipités du sang, la *fibrine*. Cette fibrine est analogue à celle des muscles. Aussi n'est-ce pas sans raison qu'on a souvent appelé le sang de la *chair coulante*.

Nous n'insisterons pas ici sur la composition chimique du sang; on y trouve des matériaux très divers, entre autres du fer dans les globules. Ce qu'on doit retenir, c'est que la couleur du sang tient aux gaz que ce liquide tient en dissolution.

Dans le sang rouge vermeil, c'est l'oxygène; dans le sang rouge acajou ou noir, c'est l'acide carbonique.

Du cœur (fig. 40). — Le sang est lancé dans les canaux de la circulation par un organe, le cœur, qui, après avoir poussé le liquide hors de ses cavités, le fait rentrer de nouveau dans l'intérieur.

Le cœur a environ la grosseur du poing; il est logé dans la cavité thoracique, entre les deux poumons, et incliné de telle sorte que sa pointe bat vers la gauche, entre la cinquième et la sixième côte. Il est placé derrière le sternum, qui le protège, et se trouve pour ainsi dire couché sur le diaphragme, auquel il est attaché par l'intermédiaire du *péricarde*, membrane séreuse qui l'entoure à la façon d'un sac.

La structure du cœur est absolument musculaire; aussi est-il contractile, et c'est cette contractilité qui joue le rôle principal dans le mécanisme de la circulation.

Si l'on examine le cœur après avoir fait une coupe verticale, on voit qu'il est constitué par quatre cavités, deux en haut et deux en bas. Les cavités supérieures portent le nom *d'oreillettes*, les inférieures, celui de *ventricules*. On distinguera donc les oreillettes et les ventricules en gauche et droit.

Il n'y a pas de communication entre les oreillettes ni entre les ventricules, car une cloison verticale les sépare; mais il y a communication entre l'oreillette gauche et le ventricule gauche, et entre l'oreillette droite et le ventricule droit.

Une cloison existe bien entre ces parties, mais cette cloison offre des ouvertures dites *orifices auriculo-ventriculaires*, qui se distinguent également en droit et en gauche.

Ces ouvertures ne sont pas toujours béantes; elles peuvent être fermées à l'aide d'organes nommés *valvules.*

Dans les quatre cavités du cœur viennent aboutir des canaux; dans les deux ventricules, des artères ; dans les deux oreillettes, des veines. Du ventricule gauche part *l'artère aorte*; du ventricule droit, *l'artère pulmonaire ;* de l'oreillette droite, les *veines caves* ; et de l'oreillette gauche, les *veines pulmonaires.*

Des artères. — Ces canaux vont porter le sang dans toutes les parties du corps ; leur calibre est sensiblement cylindrique; ils sont situés en général dans les parties profondes, conditions excellentes pour échapper à l'action des corps vulnérants.

La structure des artères est très importante à connaître.

Trois tuniques emboîtées constituent chaque artère ; de toutes, c'est la moyenne qui est la plus importante, car elle est formée en grande partie de fibres, qui lui communiquent une grande élasticité.

La principale artère est *l'aorte ;* c'est elle en effet qui distribue le sang aux autres artères; elle naît en avant et en haut du ventricule gauche, se recourbe vers la gauche en formant la *crosse de l'aorte*, qui passe derrière le cœur et s'enfonce presque verticalement en suivant le trajet de la colonne vertébrale (*corps de l'aorte*).

La crosse fournit des branches pour la tête et les membres supérieurs. Du corps partent des artères qui sont destinées au tronc, aux organes qui y sont renfermés, etc.

Arrivée au niveau de la quatrième vertèbre lombaire, l'aorte forme deux branches pour chacun des membres inférieurs.

A son origine, l'aorte présente trois replis, que l'on a comparés à des nids de pigeons; les *valvules sigmoïdes* qui lorsqu'ils sont relevés laissent le passage libre, mais qui en s'abaissant viennent se joindre et ferment par conséquent tout passage.

Une autre artère importante à signaler, c'est *l'artère pulmonaire*, qui naît en avant du ventricule droit, monte et croise l'aorte de droite à gauche; elle forme deux branches qui se portent aux deux poumons. L'artère pulmonaire est munie comme l'aorte, de valvules sigmoïdes.

Les artères contiennent du sang rouge ou oxygéné, cependant, par exception, l'artère pulmonaire charrie du sang noir.

Des veines. — Ce sont les canaux qui ramènent au cœur le sang revenant des extrémités. Les veines sont aplaties, elles occupent les parties superficielles du corps, de sorte que les instruments vulnérants ont bien plus de prise sur elles que sur les artères. Elles sont plus nombreuses que les artères et, dans bien des régions de l'économie, une artère est accompagnée de deux veines, dites *satellites*.

Ce qui frappe lorsqu'on étudie la structure des veines, c'est que, bien que formées de trois tuniques, comme les artères, elles se font remarquer par l'absence de tissu élastique. De plus, la plupart présente des *valvules*, organes analogues aux valvules sigmoïdes, placées généralement deux à deux.

La forme des valvules est sensiblement concave; par leur concavité elles regardent le cœur : elles ont pour rôle, en s'abaissant, d'empêcher le sang qui vient des extrémités de rebrousser chemin.

Les veines principales dont nous devons dire quelques mots sont les *veines caves*, qui représentent le confluent des veines du corps humain ; elles vont se jeter dans l'oreillette droite, et se divisent en *supérieure*, qui ramène le sang des parties supérieures du corps, et en *inférieure*, qui apporte celui des parties inférieures.

D'autres veines, qu'il faut également citer, sont les *veines pulmonaires*, qui viennent des poumons et se jettent dans l'oreillette gauche.

Les veines charrient du sang noir ou chargé d'acide carbonique ; par exception, les veines pulmonaires apportent dans l'oreillette gauche du sang vermeil.

Vaisseaux capillaires. — Les canaux établissent la communication entre les artères et les veines. Leurs parois sont minces et transparentes.

Mécanisme de la circulation. — Voyons maintenant quels sont les phénomènes principaux de la circulation.

Le cœur, que nous l'examinions dans ses oreillettes ou dans ses ventricules, est soumis à deux mouvements différents. Tantôt les cavités se contractent, par conséquent tendent à chasser le sang qu'elles contiennent, c'est la *systole ;* tantôt, au contraire, ces cavités se dilatent et par conséquent le sang y est attiré et tend à les combler, c'est la *diastole.*

Ceci étant posé, prenons le sang dans le ventricule gauche ; ce sang est vermeil, nous verrons plus tard pourquoi. Si le ventricule entre en systole, comme la valvule de l'orifice auriculo-ventriculaire gauche bouche cet orifice, le sang va être chassé dans l'aorte ; de l'aorte il passera dans toutes les artères où il continuera à cheminer en vertu de l'élasticité de ces organes qui le chassent plus loin.

Des artères, le sang passera dans les capillaires, et des capillaires dans les veines. Des veines, le sang se jette dans les deux veines caves, qui vont l'apporter à l'oreillette droite, à l'état de sang noir. La diastole de l'oreillette droite, après s'être exercée, est remplacée par un mouvement de systole qui lance le sang dans le ventricule droit. Le ventricule droit, entrant à son tour en systole, lance le sang dans l'artère pulmonaire, qui va l'amener aux poumons, où il subit des modifications qui lui font perdre son acide carbonique, gaz qui le rendait impropre à remplir ses fonctions, pour le charger d'oxygène, qui le revivifie.

Le sang, devenu rouge, rentre dans l'oreillette gauche par la veine pulmonaire et, l'oreillette entrant en contraction, pousse le sang dans le ventricule gauche où nous l'avons pris.

Comme on le voit, le sang revient à son point de départ pour recommencer le même trajet.

Lorsqu'on comprime une artère superficielle, on sent très nettement un battement régulier, c'est le *phenomène du pouls*, il est dû à la contraction du ventricule qui chasse le sang et le pousse dans l'artère ; le choc de l'ondée sanguine détermine la sensation de battement.

Le nombre des battements du pouls chez l'adulte est de soixante-dix par minute environ.

Les battements sont plus fréquents dans l'enfance et dans la vieillesse ; du reste ils varient en nombre d'après les individus.

Terminons cette étude rapide de la circulation par quelques mots sur les *bruits du cœur*.

Si l'on applique l'oreille à gauche de la poitrine, on perçoit très nettement deux bruits suivis d'un repos. Le premier bruit est sourd et profond ; il est dû au jeu des valvules auriculo-ventriculaires, s'entend surtout à la pointe du cœur et correspond à la systole.

Le second bruit est clair et superficiel ; il est causé par le jeu des valvules sygmoïdes, s'entend surtout à la base du cœur et correspond à la diastole.

CHAPITRE XX

De la respiration. — Poumons. — Trachée-artère. — Bronches. Mécanisme de la respiration. — De l'effort.

Nous avons vu, dans le précédent chapitre, que lorsque le sang arrivait à l'oreillette droite par les deux veines caves, sa couleur était noire. C'est que, en effet, il est chargé d'acide carbonique, et il est bon de savoir que le sang chargé d'acide carbonique est impropre à remplir ses fonctions; il faut donc qu'il se débarrasse de ce corps nuisible pour prendre au contraire de l'oxygène, gaz qui va vivifier le sang, le rendre rouge, et par le fait même le mettre dans les conditions voulues pour qu'il accomplisse ses fonctions.

Ces échanges gazeux constituent la *Respiration*, que nous allons étudier sommairement.

Nous ferons d'abord la description de l'appareil respiratoire, puis nous passerons aux phénomènes chimiques et mécaniques de la respiration, pour terminer par quelques considérations sur le mécanisme de *l'effort*.

Description de l'appareil respiratoire. — Cet appareil comprend *la trachée artère*, *les bronches* et *les poumons* (fig. 40).

La trachée artère part de l'arrière-bouche et descend dans le thorax; elle est formée par une série d'anneaux fibreux et cartilagineux qui se succèdent les uns aux autres : son intérieur est tapissé par une membrane très fine et très irritable.

Arrivée environ au niveau de la 4e vertèbre dorsale la trachée-artère se divise en deux parties : *les bronches,* que l'on divise en *bronche droite* et en *bronche gauche,* et qui vont s'enfoncer dans le poumon en se ramifiant pour ainsi dire à l'infini, du sommet à la base du poumon.

Les bronches ont une structure analogue à celle de la trachée; elles s'enflamment sous certaines influences, celle du refroidissement entre autres, et cette inflammation porte le nom de *bronchite.*

Enfin, à droite et à gauche du cœur, nous trouvons les poumons, dans lesquels, ainsi que nous l'avons vu, pénètrent les bronches ramifiées.

Les poumons sont logés dans la cage thoracique; ils sont placés au-dessus du diaphragme et occupent la majeure partie de la poitrine.

L'ensemble du poumon a été fréquemment comparé à une éponge, ou peut-être plus exactement à une collection de grains de raisin très serrés les uns contre les autres. Les ramifications bronchiques s'épanouissent en formant ce que l'on a nommé des *lobules.* Les lobules présentent à leur surface des dépressions appelées *vésicules pulmonaires.*

Le tissu du poumon étant imprégné d'air crépite lorsqu'on en presse un morceau dans la main; l'expérience est facile à faire avec le *mou* qui sert à la nourriture des chats et qui n'est autre chose que du poumon de bœuf.

Ajoutons, pour terminer cette description succincte, que les poumons sont entourés par une membrane, la *plèvre,* que l'on divise en *plèvre droite* et en *plèvre gauche.* Cette membrane produit un liquide qui facilite le glissement des poumons.

Mécanisme de la respiration.— Nous n'avons pas l'intention ici d'insister sur les phénomènes chimiques de la respiration; qu'il nous suffise de dire que le but de la respiration est de débarrasser le sang de son acide carbonique pour le remplacer par de l'oxygène qui fait partie de l'air atmosphérique.

Il faut donc faire entrer l'air pur dans les poumons et en chasser l'air vicié. Ce résultat est acquis par deux mouvements inverses, l'*inspiration* et l'*expiration.*

Ces phénomènes s'effectuent grâce aux côtes et au diaphragme, dont nous avons fait déjà la description, et qui peuvent être regardés comme des organes annexes de l'appareil respiratoire.

Pendant l'*inspiration*, c'est-à-dire lorsqu'on introduit de l'air dans la poitrine, voici ce qui se produit. La cage thoracique s'agrandit d'avant en arrière, latéralement et de haut en bas. Les deux premiers effets sont dus à l'action des côtes et du sternum; celui-ci est en effet projeté en avant; quant à l'agrandissement du thorax en hauteur, il est dû à ce que le diaphragme s'abaisse. Le poumon, qui est appliqué contre le thorax, en suit les mouvements; il se dilate et l'air extérieur y pénètre.

Dans le mouvement d'*expiration*, qui a pour but de chasser l'air vicié de la cavité thoracique, les phénomènes inverses se produisent. Le poumon revient sur lui-même, en vertu de son élasticité; les côtes le suivent, le diaphragme remonte, la cavité thoracique est donc amoindrie, l'air sort.

Nous savons que les muscles inspirateurs et expirateurs jouent un rôle très important dans ces mouvements; nous renvoyons nos lecteurs à ce qui en a été dit précédemment.

Il est donc nécessaire de laisser aux poumons leur jeu nécessaire et ceci nous amène à dire un mot du corset, qui joue un rôle assez important dans le vêtement féminin.

Les médecins sont très divisés à son égard. Fleury le proscrit entièrement, Bouvier est presque aussi sévère. Sans doute, on a constaté que cette pièce du vêtement comprimant fortement la taille, gênait le développement de la poitrine, déterminait des maladies du cœur, des poumons, du foie, etc., mais est-il besoin de dire qu'un corset ne doit jamais être serré? Dans ces conditions on peut affirmer qu'il est utile, car il soutient la taille et en empêche souvent la déformation.

Il est préférable que le corset soit garni en baleines, et on devra rejeter les lames métalliques qui, moins flexibles, s'opposent aux mouvements de la respiration.

De l'effort. — Ce phénomène, qui doit être rattaché à la respiration, se produit toutes les fois que l'homme veut vaincre une résistance considérable. Il est absolument important de se rendre compte des phénomènes dont l'ensemble constitue l'effort.

Lorsque l'effort va avoir lieu, l'homme fait une inspiration considérable, puis les muscles expirateurs se contractent et l'ouverture de la trachée-artère se ferme; l'air ne peut donc pas sortir des poumons, ceci a pour résultat de fixer très solidement la cage thoracique, qui est pressée en sens contraire par la résistance élastique de l'air emprisonné et par la contraction des muscles expirateurs.

La cage thoracique étant bien fixée offre une bien plus grande solidité.

Il est bon de savoir qu'un effort prolongé peut amener des accidents fâcheux; la circulation étant gênée, on a vu se produire des hémorragies cérébrales, la rupture des vésicules pulmonaires et enfin des hernies plus ou moins graves.

Nous ne saurions terminer cette étude sommaire de la respiration sans quelques considérations pratiques sur l'hygiène de cette fonction dans les exercices.

Pour que les exercices gymnastiques se fassent bien, il faut avant tout que la respiration soit aussi méthodique que possible.

Le *Manuel de gymnastique* rédigé par la commission centrale de gymnastique au ministère de l'Instruction publique prescrit l'inspiration par le nez et l'expiration par la bouche.

L'inspiration par le nez a pour avantages de faire pénétrer une colonne d'air plus chaude et d'abandonner dans les fosses *nasales* les poussières atmosphériques que la colonne d'air peut entraîner au passage.

L'expiration par la bouche a pour but de régler le mouvement de la colonne aérienne qui entre par une voie donnée et sort par une autre voie, toujours la même.

Il faut aussi s'attacher avant tout à éviter dans les exercices le phénomène de l'essoufflement; c'est là un principe essentiel, duquel on ne devra jamais se départir.

Lorsqu'on se livre aux exercices gymnastiques, il faut introduire dans l'organisme une plus grande quantité d'oxygène, nécessaire au travail à exécuter; d'où la nécessité de faire de larges inspirations.

Il est très facile de constater ce fait dans l'exercice de la course.

Vient-on à introduire une petite quantité d'air dans les poumons? le cœur bat plus vite, car il doit se contracter plus fréquemment afin de lancer le sang, véhicule de l'oxygène.

Les inspirations faibles ont donc pour résultat de produire des battements de cœur et d'amener de l'essoufflement.

Que de fois m'est-il arrivé d'avoir été consulté pour des enfants, auxquels on voulait faire cesser les exercices gymnastiques, à cause de l'essoufflement produit par ces exercices.

Dans ces circonstances, après avoir ausculté avec soin l'enfant, et sauf dans certains cas d'affections du cœur, rares du reste dans l'enfance, je conseillais les inspirations larges avant les exercices, et j'ai presque toujours réussi à faire continuer à l'élève les études de gymnastique commencées.

Il est donc absolument nécessaire que maîtres et maîtresses insistent sur l'importance de la respiration, et qu'ils s'attachent surtout à graduer les exercices, afin de détruire la tendance à l'essoufflement déjà fâcheuse par elle-même, et qui ne tarde pas à être accompagnée de mouvements saccadés et sans ordre rythmique.

FIN.

TABLE DES MATIÈRES

Paris. — Imp. E. CAPIOMONT et V. RENAULT, rue des Poitevins, 6.

MÊME LIBRAIRIE

Envoi franco au reçu du prix en un mandat ou en [illegible]

Instruction morale et civique (L'homme, — Le [illegible]). *Ouvrage rédigé conformément au programme officiel* [illegible] Steeg, député de la Gironde, avec des *gravures* [illegible] *dans le texte, des lexiques, des questionnaires et des* [illegible] 1 vol. in-12, cart. . . . [illegible]

L'enseignement par excellence, c'est celui qui fait l'objet de ce livre. Tout le [illegible] est de grande importance; ceci est d'importance suprême. C'est dans l'[illegible] est indispensable de poser les fondements de la morale. Plus tard, il [illegible] L'éducation morale ne peut être facultative. Il n'est pas admissible qu'on [illegible] passer. Les parents ne le voudraient pas, l'État ne pourrait le tolérer. [illegible]

Quand l'écolier a appris ce qu'il se doit à lui-même, ce qu'il doit aux [illegible] est digne d'apprendre quelles sont les lois politiques de son pays, [illegible] capable d'en comprendre la grandeur et la nécessité. Après les devoirs, [illegible] L'enfant qui apprend à l'école les exercices militaires au moyen desquels il [illegible] son apprentissage de soldat, doit y apprendre aussi les faits et les notions [illegible] faciliteront le bon usage de ses droits de citoyen. Le lien est intime et [illegible] entre l'instruction morale et l'instruction civique.

L'origine des êtres vivants, par F. Hément, [illegible] des écoles de la ville de Paris. 1 beau vol. in-8 [illegible] *nombreuses illustrations*, broché . . . [illegible]

— Le même, relié, avec fers spéciaux, tranche dorée. [illegible]

Édition unique illustrée dans ce format.

1° **L'origine des animaux.** — Ce qu'il y a dans un œuf. — [illegible] — Description détaillée d'un œuf de poule. — Où se forment les diverses [illegible] l'œuf. — Rôle de ces diverses parties. — Développement de l'œuf. — [illegible] divers animaux. — Ressemblances. — Différences. — Les métamorphoses [illegible] Erreurs des anciens sur les insectes. — Les expériences : Redi, Réaumur, [illegible] merdam, Malpighi. Conclusion. — Les insectes parasites. — Ténia. — [illegible] — Les découvertes de M. Balbiani. — Le polype de Trembley. — Expériences [illegible] Bonnet sur les naïdes. — Reproduction des pattes chez la salamandre. — Les [illegible] animaux. — L'air est peuplé de germes. — Corpuscules. — [illegible]

2° **L'origine des végétaux.** — La graine. — Ses diverses parties. — Formes diverses. — Variété de grosseur. — Couleur. — Poids. — Nombre. — [illegible] famille de la graine. — Conservation des grains. — Germination. — Éclosion [illegible] Développement. — Champignons. — Fougères. — Bourgeons fixes, mobiles [illegible] Bouture, Marcotte, Greffe. — Conclusion : **Tout être vivant vient d'un** [illegible] **vivant semblable.**

ARDOISES FACTICES (le cent)

Numéros	Dimensions	Noires	encadrées	Imprimées 1 côté	Imprimées 2 côtés
0	08 sur 13	7 fr	» »	» »	» »
1	11 » 18	10 »	» »	» »	» »
2	13 » 20	12 »	32 »	16 »	20 »
3	[illegible] » 23	16 »	36 »	20 »	24 »
[illegible]	17 » 25	21 »	42 »	25 »	29 »
5	19 » 28	28 »	50 »	32 »	36 »
6	23 » 31	32 »	58 »	36 »	40 »
7	[illegible] » 38	50 »	» »	» »	» »
Cours de coupe	25 » 40	[illegible] »	» »	» »	» »

ARDOISES France et Europe, 0m,25 sur 0m,30. . . . . » fr. 50

Paris. — Imp. E. Capiomont et V. Renault, rue des Poitevins, 6.

www.ingramcontent.com/pod-product-compliance
Ingram Content Group UK Ltd.
Pitfield, Milton Keynes, MK11 3LW, UK
UKHW020258250726
13967UKWH00004B/1729

9 782013 044929